中医学是以最先进的哲学思想作为思维方法的基础，以提高临床疗效为目标，在临床实践中不断战胜危害人类生存，危害人类健康的疾病，每总结出一个辨证论治的科学方法，就能战胜一类新的疾病。就是对这一类疾病的本质的认识和揭示。具体发展过程是在周易的哲学理论指导下，应用天人合一，阴阳五行，脏象理论、辨证思维，确立了养生、医疗、康复等等的辨证论治的方法。《内经》理论的确立，《伤寒论》的成书，金元四大家对杂病学说的深入发展、温病学的形成，这就是中医学发展的主要标志性成就。

——赵尚华

赵尚华中医外科三书

中医外科心得集

赵尚华 著
贾预 赵怀舟 整理

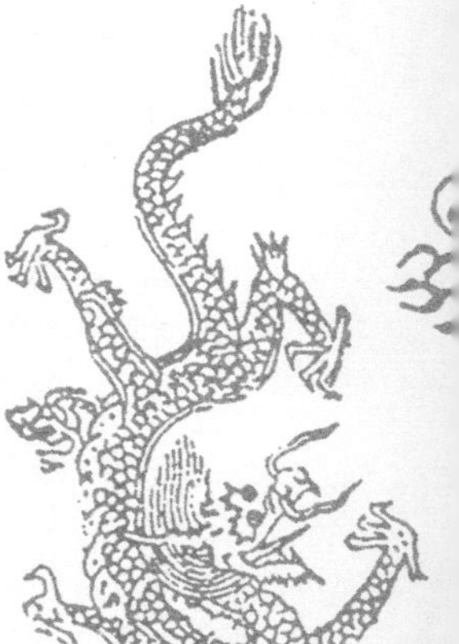

學苑出版社

图书在版编目(CIP)数据

中医外科心得集 / 赵尚华著. —北京：学苑出版社，2010.8
(2013.1 重印)
ISBN 978-7-5077-3633-5

Ⅰ.①中… Ⅱ.①赵… Ⅲ.①中医外科学-中医学临床-经验 Ⅳ.①R26

中国版本图书馆 CIP 数据核字(2010)第 165275 号

责任编辑：陈 辉 付国英
出版发行：学苑出版社
社　　址：北京市丰台区南方庄 2 号院 1 号楼
邮政编码：100079
网　　址：www.book001.com
电子信箱：xueyuan@public.bta.net.cn
销售电话：010-67675512、67678944、67601101(传真)
经　　销：新华书店
印 刷 厂：北京市广内印刷厂
开本尺寸：890×1240 1/32
印　　张：8.625
字　　数：175 千字
印　　数：3001—6000 册
版　　次：2010 年 8 月第 1 版
印　　次：2013 年 1 月第 2 次印刷
定　　价：18.00 元

序　言

《三晋名医赵尚华外科三书》是笔者上个世纪八、九十年代以来陆续写作完成的关于中医外科学理论、实践方面的专著，分别为《中医外科心得集》、《中医外科外治法》、《中医外科类聚方》。这三部著作虽然不是笔者中医药著述之全部，却是笔者在中医外科领域成就上最具特点的三部书，我个人对上述三部著作的撰著成功是非常满意的。

我感谢学苑出版社为笔者提供这样一个集中展示一家专门之学的机会，也想在本丛书的序言中谈一谈我的感受。我们的国家今年走过了整整 60 个春秋，而我也亲身经历了国家的建立、挫折、成长和成熟的每个阶段。抚念今昔，每生无限之感慨，六十甲子对于整个历史长河来说可以说是弹指一挥间，但不论是历史还是学术的发展，都不是脱却某个环节而可以实现的，所以一辈辈学人走过的坎坷之路值得人们去思索、去总结、去回味。

《中医外科心得集》是笔者独立完成的第一部中医外科学专著，这部书完全是本人从事中医外科教学和临床工作中，遇到问题、发现问题、思考问题和基本解决问题的过程的再现和总结。比如，在中医外科的实际工作过程中我渐渐感觉到，前人虽然积累了非常多的有效经验，但相对而言，中医外科学的理论研究比较薄弱，中医外科的总论尚难形成完整的体系，于是我多方搜集，认真学习古今医家的经验和成就。在不断地请教有临床修养的中医外科学专家学者的同时，也在持续地进行着积累、摘抄相关学术资料的工作。事实上，我亲手制作的资料卡片数以千计，这些卡片如今多数仍然完好地保留着，它们安静地躺在长短大小略有不齐的墨绿色资料盒中，整齐地排列在我的书房书柜顶端的白色衬布薄幕之下，它们默默地伴随我走过了多少年的刻苦攀登之路，其中包含着前人与自己的几多辛苦和智慧。值得欣慰的是，本书中所首次阐明和公开的一些理论表述、文献考证和方药处置，在实践过程中被进一步证明是行之有效和合理可从的。其中许多内容，还走进了全国统编的《中医外科学》教材，真正为中医外科学的进步和发展做出了应有的贡献。此书第一版于 1983 年 6 月由山西人民出版社出版发行，第一次印刷 1 万 4 千册，当时的责任编辑是赵玺如先生。

《中医外科外治法》一书是我与江西的钟长庆同志共同完成的，大约于 1987 年 9 月定稿，1989 年 1 月由山西科学教育出版社出版，第一次印刷 8000 册，当时的责任编辑是赵玺如先生。谈到这部书，必需谈一谈我的合作者钟长庆先生。他是江西省高安市人，任职于江西省高安市骨伤医院。他学有渊源，勤学苦钻，广猎群书，有着扎实的理论和实践功底。我们从接触到熟知，从切磋到合作完全堪称一段传奇。我们通过讨论相关学术问题，通过书信交往而相知、相识，我们有着二三十年的友谊、交往和合作，却从未谋面。事实上，对于真正的知己来说，无需见面，所有的沟通均已足够。在《中医外科外治法》的合作上，笔者提出和建构了这本书的宏观格局，钟长庆先生完成了许多章节具体药物的细部内容的撰写，钟长庆先生的努力和合作是非常必要和决定性的。该书还得到北京中医学院（现北京中医药大学）东直门医院施汉章先生赐序。

《中医外科类聚方》一书的第一版，1992 年 8 月由山西科学技术出版社出版发行，印数为 6000 册，当时的责任编辑是赵志春先生。这本书用以法统方之法选解了古今外科医方约 360 首（其中正方 249 首）。我们的选方标准是“不论是历代名医名方，或者是当代的经验之方，必须是切合时用，在临床上都是屡用屡效的方剂”。笔者坚信，只有建立在具有可靠的临床疗效基础之上的“方剂学”才是真正有说服力的方剂学。《中医外科类聚方》一书在治法和方药两个层面都保留和发扬了中医外科学独有的特色，比如：中医外科内治之软坚散结、束毒、清托、透脓、提托诸法与中医其他科的治法不同，中医外科外治之箍围消散法、透脓祛腐法和生肌收口法为其他科所无；方从法出，治法不同，方剂用药自然不同。其他科应用中药一般要避开相反、相畏或者剧毒诸药，外科中某些方剂尤其是外用方剂中常有意使用这类药物以起到以毒攻毒之目的。此外，外科对于药物功用的认识与他科内治也有所区别，比如乌梅内服生津安蛔涩肠，外用则软坚蚀肉、敛疮杀虫；巴豆内服峻下去积、逐水退肿为能，外用则为发泡、蚀肉、排脓要药。传统中医外科的丹药配伍，则有着更加复杂和谨慎的化学机理和使用适应症，要求我们从更高的角度去审度和判断。这些特性成就了中医外科方剂学的特色，在保留和尊重这些特性的基础上，用新的视角对常用中医外科方剂进行合理的疏理和解读成为《中医外科类聚方》的一大特点。该书的主要合作者还是钟长庆先生，承蒙全国著名中医学家刘渡舟先生赐序，并经由施汉章先生审阅、修改。书稿由段全枝、吴明爽等同志誊清、校对。

上述三部中医外科学著作的写作基础是笔者 1963 年到 1969 年在北京中医学院（现北京中医药大学）的学习，和此后 10 余年工作经验的积累和思考。经历了三十而立的起步阶段，我有幸结识了刘渡舟、施汉章、顾伯华、马绍尧等老师、前辈，他们刻苦为学的精神，赋予我无尽的精神力量。在我四十不惑、五十知天命的这段宝贵时光中，我并未有一日虚度，深夜掌灯、节假日上图书馆是我的工作生活常态。我是山西省图书馆众多读者中的一员，那时候办一个图书馆证还很难，为了办证我辗转找到了当时的省图书馆书记李阳先生。当《中医外科外治法》一书 1989 年由山西科学教育出版社出版之后，我把一部样书赠给了李阳书记，那一年的 7 月 5 日，李阳书记提笔赋诗一首以为祝贺，其中有“四十风华不惑年，年富力强正当年，展卷临床功日深，拈手拈金创宏篇”之句以为鼓励。

值得自豪的是，我的所有著作皆是有感而发、有得而成之作，相信读者可以从中得到启示和益处。两天前，60 周年国庆的盛大庆祝、阅兵场面犹在眼前，真可谓剑啸苍穹，气壮山河。这让亲历了祖国风风雨雨的人们感到振奋和欣喜，我们的国家正在步入繁荣昌盛的新时代，我相信在政通人和、百业勃兴的大背景下，祖国的中医中药事业也会在新的时代迎来新的机遇，她的前途将是无限光明的。

山西中医学院　赵尚华

2009 年 10 月 3 日中秋于太原汾河西畔绿萝居

前　言

中医外科有很悠久的历史。在《山海经》中就有关于“砭石”的记载，我国现存的最早的医学著作《五十二病方》记载的绝大多数疾病是外科疾病。在战国时代（公元前5～3世纪），关于手术治病的记载更屡见不鲜，如《战国策》记有扁鹊要用砭石给秦武王割除疾病；《尸子》（楚国人尸佼所作）记有医竘给宣王割痤、给惠王疗痔等。而在《周礼·天官》中记载医官的职掌时，已经有了专门的“疡医”。这些都反映了我国古代外科是相当发达的。之后由于受到封建礼教的影响，解剖学和手术治法的发展受到了很大的限制。虽然如此，但是广大群众和医学家在长期实践中，还是作出了不少贡献。如东汉（公元1～3世纪）华佗就用麻沸散麻醉作过开腹手术；公元6世纪《巢氏病源》对缝合断肠记有“如法连续断肠”，说明当时缝合断肠已经有了固定的法式。以后对痈疽等一类急性、慢性外科感染性疾患的认识和处理，结合中医辨证论治的原则，形成了具有特色的中医外科学。

解放以后中医外科学得到了很大的发展。许多学者重视研究中医外科学，著书立说。中医西医从不同的角度，以不同的方法研究同一疾病，提高了疗效，扩大了中医外科学的范围。

本人在中医外科的教学和临床工作中，碰到了许多难题，也感到中医外科的理论研究比较薄弱，中医外科总论尚难形成完整的体系。于是我广泛搜集，认真学习全国中医外科方面的科研成果，总结各地的先进经验，采撷各家之长，结合自己临床经验和心得，按照中医学的理论体系，写成本书，不揣鄙陋，公诸于世。这主要是为了求教于同道。倘能对中医外科的发展，中西医结合，有所促进，那就更是奢求了。书中总论部分概括论述了外科病因、病机、辨证论治，提出了一些新的观点和方法，如急腹症的总病机；将传统的外治法，归纳整理为箍围消散法、透脓祛腐法、生肌收口法。皆非成熟之见。只是为外科的进一步发展开一个头，抛砖引玉。至于临床部分，是我学习前人经验，在实践中反复验证的确效方药，尚不能追求全面系统，只是零星点滴。故将书名之曰《中医外科心得集》。

最后，说明一下，历代中医外科的范围，限于痈疽疔疖、瘰疬、岩证、皮肤病及少数内痈等。在抗生素时代，痈疽疔疖已经显著减少，五官病已另有分科，而许多新的病种，接踵而至，如急腹症，泌尿科的一部分病种及许多恶性肿瘤等。这些以前属于中医内科范畴的疾病现在均转属中医外科。

本书曾经山西省中医研究所研究员贾得道和副所长刘万程审阅，上海中医学院马绍尧、山西省中医学校赵存娥、大同市三院张云翔等同志提出有益的意见，在此一并表示感谢。

由于我的业务知识有一定局限，在写作过程中，深感力不从心，谬误和缺点，恐所难免。希望读者提出批评和指正。

作　者

1982 年 1 月

目　录

中医外科心得集

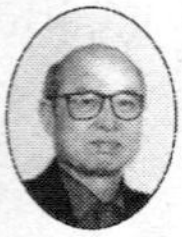

第一章　中医外科学总论

第一节　外科的病因

病因是发病的原因或曰致病因素。中医病因学说的特点是“审证求因”，就是根据不同临床证候推求病因，从而进行辨证治疗。这与西医从化验、培养和手术中查找病因截然不同。所以，我们要想掌握好中医外科病因学说，除了必须熟悉各种致病因素的性质、特点外，还要结合外科疾病的特殊表现，临证时才能准确辨证，恰当论治。现将外科中常见的病因分述如下：

一、外因以火毒为主

（一）外感六淫

风、寒、暑、湿、燥、火称为六淫，均能引发外科疾病，但以火毒为主。

1. 火毒：火热是外科疾病中最主要的致病因素，如《医宗金鉴》云：“痈疽原是火毒生。”火乃热之极，火与热都属阳邪，两者郁久都可生毒。热毒势缓，火毒势猛。

火毒蕴于肌肤：则见局部灼热，焮红肿硬，甚或紫黯，疼痛，热毒郁久，则可腐肉成脓。如疖肿、有头疽等。

热结肠胃：则见身热，腹痛拒按，拘急胀满，恶心，呕

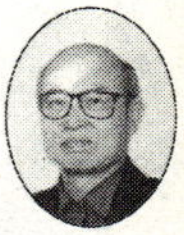

吐，大便秘结，小便黄赤，甚或神昏谵语，脉洪滑数，苔黄厚。如肠痈等。

火毒内攻脏腑：则见高热头痛，烦躁不安，脉多洪数，苔多黄厚，甚或见神昏谵语等一系列危重证候。如疔毒“走黄”、痈疽“内陷”等证。

2. 湿邪：湿为阴邪，其性重浊、黏腻，常与其他病邪结合而为病，在外科中与热邪结合者尤多。

湿邪留滞肌肤：则见肿胀光亮，糜烂流津，痒如虫行皮中，病情日久不愈。如湿疹、脓疱疮等。

湿热内犯脏腑：可见胸痞脘胀，口苦咽干，食欲不振，呕吐恶心，口渴不欲多饮，身热不扬，汗出不退；水走肠间漉漉有声，大便溏薄或秘结，小便浑浊，甚或出现黄疸。如急性胆囊炎和肠痈等。

湿热下注：则见肢体沉重，肿胀光亮，按之凹陷不起，状如烂棉，劳累后加重；热重者则焮红疼痛，甚或皮肤起疱，溃烂，坏死，疼如汤泼火灼，昼轻夜重；或有尿急、尿频、尿痛、尿血等症状。如下肢丹毒、臁疮、膈病、脱疽、石淋等病。

湿邪兼挟风热：在肩背颈项头面等处，可见斑疹浮肿，红晕散漫，游走无定，瘙痒难忍。如风疹块等。

3. 寒邪：寒为阴邪，其性收引凝聚，常可使经络受阻，气血运行障碍，在外疡中见得较少，而致病笃重。

寒在肌肤：则见皮肤局部暗红肿胀，轻者麻痛，重者出现水泡，血泡，腐烂，溃脓，久不收口。如冻疮等。

寒在经脉：则见痛有定处，皮肤不红不热，甚或冰冷畏寒，肤色苍白或青紫，趺阳脉、太溪脉搏动微弱，甚则消

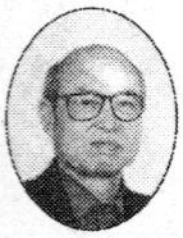

失，如脱疽。

寒在筋骨：则见筋骨隐隐疼痛，不红不热，但不欲行动，甚者痛彻入骨，不能屈伸转动，动则痛剧，苔白腻，脉迟紧。如附骨疽等。

寒在脏腑：有内寒外寒之别。内寒者多脾肾阳虚，症见腹痛绵绵，喜热怕冷，得热则缓，喜按，四肢逆冷，大便溏薄，脉沉迟。如肠粘连、肠结核等。外寒者多由外受寒邪或过食生冷、滑腻之物，发病急骤，腹痛剧烈，腹胀便结，呕不能食，脉多沉紧，甚或脉伏。如肠梗阻等。

4. 风邪：风为百病之长，善行而数变，多犯人体上部和肌表，在外科中多与热、湿两邪相兼致病。

风热上受：则见头项宣肿，皮色发红，发病急，病势快，浮肿，游走迅速。如大头瘟、痄腮等。

风火毒盛：则见头面部红肿热痛，病势急速，全身伴有壮热烦渴，尿黄便秘，脉浮数或洪数。如面部丹毒，有头疽等病。

风犯肌肤：皮肤上出现形状不一的皮疹，成块成片，或白或红，此起彼消，或者皮肤干燥脱屑，干痒无水泡，甚至搔破亦不流滋水，搔痕能很快愈合，不留疤痕等。如风疹块或干癣等。

5. 暑邪：盛夏酷暑，易伤元气，耗津液。暑多挟湿，症见疖肿疼痛，甚或遍体丛生，全身可伴有身热汗出，头重胸痞，渴不多饮，脉濡数，苔白腻。如暑疖、暑湿流注等。

6. 燥邪：燥易伤津，而津枯液耗，则肌肤干燥，瘙痒脱屑。如血燥血热所致的白屑风、皮肤瘙痒症等。

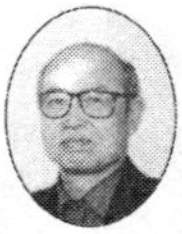

（二）感受特殊之毒

外科疾病中，可因虫兽咬伤，或接触了某些特殊物质而发病。

1. 毒蛇、疯犬、毒蝎、蜈蚣等咬伤，则能直接引发蛇伤，狂犬病等，不过原因显而易见，症状明确，此处从略。

2. 有些人禀性不耐，接触某些物质，如羊毛、漆、荨麻、毛虫、沥青、铬酸、药品、染料等，经过一定时间后出现皮肤损害。如最轻的红斑、丘疹，较重的水疱、脓疱或溃烂坏死。如漆疮、沥青疮等。

（三）外伤

外科疾病中，可因跌打损伤，沸水、火焰及强酸、强碱等化学药品，直接伤害人体而发生外伤病和烧伤病等。

二、内因以气滞血瘀偏多

由于恣意六欲或七情郁结，均能发生外科疾病，但以气郁血瘀所致者为多。

（一）气

气病以气郁、气滞、气逆和气虚为常见。人身之气在升降宣散不断的运动中，维持人体生命正常活动。若气蕴结而不散，则为气郁。气的正常运行受到阻滞则为气滞。胃气不降，反升则逆。这些因素皆能引发外科疾病。

1. 气郁：肝喜条达而恶抑郁，若情志激动，郁怒伤肝，肝气郁结；忧思伤脾，脾失健运，痰湿内生；以致郁气、湿痰互阻于经络，结聚成块，渐增胀痛，全身可见胸胁满闷，纳呆腹胀，焦躁易怒，月经失调，生气后症状加重；若气郁化火胸胁胀痛，甚则绞痛阵作，口苦咽干，或

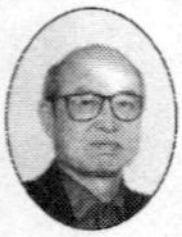

寒战高热等。如乳癖、乳岩、瘿瘤、瘰疬、急性胆道感染及胆石症等。

2. 气滞：人身之气，聚则有形，散而无迹，腹内气机阻滞，则阵发疼痛，攻痛无常。如疝气、肠痉挛性腹痛等。

3. 气逆：胃气以降为顺，以升为逆，如果外邪滞留肠胃，胃气不能正常下行，则逆而上冲，症见腹痛，恶心，呕吐，不食等。如幽门梗阻、肠梗阻等。

4. 气虚：气为全身之动力，保证人体各器官正常功能。若卫气不足则自汗，正气不足则皮肌萎缩，全身乏力，如皮肌炎等疾患；脾气不足，气虚下陷，则可引起肛肠脱垂，形成痔疮、脱肛等疾病。

（二）血病

有血虚、血瘀、出血等，但以血瘀为主，其中寒凝血瘀和气滞血瘀较常见。

寒凝血瘀：“寒则血凝涩”。寒邪留滞为血瘀的主要原因，如前寒在经脉所述。

气滞血瘀：气为血之帅。气行则血行，气滞则血凝。血瘀则见痛有常所，往来不离其处，其痛如刺，拒按，时发寒热，脉涩，舌质往往可见瘀斑、瘀点等。血瘀于肌表则为青紫肿痛、结节斑块，如一般软组织损伤、结节性红斑病等。血阻于营卫则郁而生热，红肿热痛，成脓破溃，如痈、疽等病。血瘀积于脏腑则腹痛，寒热或便血等，如肠痈脓肿、局限性腹膜炎等。

血虚：血主营养百脉，灌溉脏腑。血虚肌肤失养，则干燥、皲裂、脱屑、作痒，如银屑病等。肠道血虚津枯，则往往引起大便秘结。

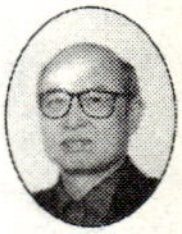

（三）食

食滞肠胃。或由素体脾胃阳虚，或因暴饮、暴食，而致宿食不化，症见腹痛，腹胀，烦闷不宁，恶心呕吐，嗳腐吞酸，胃脘高突，大便秘结，脉滑实，苔厚腻。如急性胃扩张等症。又恣食生冷不洁之物，可引起蛔虫病等。

“膏粱厚味，足生大丁。”饮食不节，恣食肥厚滋腻，辛辣刺激之品，可使脾胃受损，湿热火毒内生而为痈疽。

（四）房事过度

房事不节，肾气内伤，骨髓空虚，风寒乘虚侵袭，则见骨与关节隐隐酸痛，甚则屈伸不利，成脓迟缓，溃后不易收敛。如流痰等证。又肾阴不足，虚火内生，灼津为痰，痰火凝结，阻于经隧，则为瘰疬、马刀等证。

（五）虫

虫积腹痛，时痛时止，痛时剧烈，辗转不安，烦躁出汗，恶心呕吐，甚或吐蛔；痛止则静。如胆道蛔虫症。若虫积于下腹，则腹胀重，腹痛轻，便秘、便闭，稍久则呕吐，脉弦实。如蛔虫性肠梗阻等。虫在肌肤，则瘙痒剧烈，发生丘疹，如疥疮等病，但亦有些病中“以痒为虫”，并不能真正找到虫。

需要注意的几个问题：

（一）六淫致病与季节有一定关系：因时邪偏胜，袭于肌肤筋骨，即发外疡，而六气分属四季，如春天风淫所胜，则易生头面疮疡，痄腮时毒；长夏湿盛，骄阳酷烈，暑湿热交蒸，易发暑疖、暑湿流注以及其他化脓性痈疽。冬令严寒所胜，气滞血凝，易发冻疮。所以我们在审证求因之时，应该注意时令气候变化对人体的影响。

（二）外疡发病原因与发病部位有一定的关系：古人有

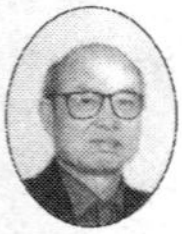

“头面肿为风”、“脚肿为湿”之语，是经验之谈。发于人体上部（头、面、肩、项等处）的疮疡，如时毒、发颐、牙周炎、骨槽风等多为风温、风热所致；发于人体中部（胸、腹、腰、背）之外疡，如乳痈，胁疽等，多因气郁、火郁所引起；发于人体下部（臀、腿、胫、足）之外疡，如臁疮、深部静脉炎等，多由湿热或寒湿所致。又如同一种疾病，发生于不同部位，其病因也不尽相同。如丹毒，发于头面，则多挟风邪；发于两胁，虚肿红热者，多兼气郁；发于股胫者，则多兼湿邪，治法各异。又如，同为静脉炎，发于胸胁者多兼气郁，发于下肢者多为湿盛。这是一般规律，在诊断时还需四诊合参，才能准确诊断，但如果忽略发病部位的重要意义，治疗就不会取得预期的效果。所以中医这一病因学特点，对指导治疗有重要的现实意义。

总之，由于中医病因学的特点是审证求因，所以以上病因可以单独致病，也可以几种病因同时致病，甚至可同一病人，同一疾病，在不同阶段，病因不同。如同一个尿道结石患者，在结石固定不移时，其病因可能是气滞血瘀；在结石移动时，其病因则可能是湿热下注。所以医者临床时，必须综合局部症状与全身症状进行全面的分析，才能辨清病因，指导治疗。

第二节　外科的病机

外科病机是探讨外科疾病发生、发展和转归的规律以及脏腑功能活动的变化机制，揭露疾病的本质，从而为临床医

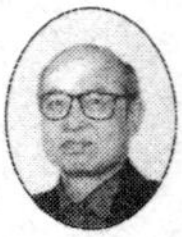

生辨证论治提供理论根据。现试从外科各类病的病机；阴阳失调是外科疾病的基本病机；外科病的发生、传变和转归等几方面进行探讨。

一、各类病证病机

由于内伤、外感等致病因素，单独或相兼侵犯人体，引起脏腑功能失调，气血运行紊乱，致使气血壅塞，经络闭阻，疾病发生。在外科疾病中基本病证有三类型：外痈、内痈（主要是急腹症）、皮肤病。其病机各不相同，兹分别论述于下：

（一）外痈

外痈中的基本症状有红肿热痛（或隐痛硬结），成脓破溃，生肌长皮和“走黄”“内陷”等。这一系列的症状变化，基本反映了外痈发生演变的规律。我们分别从引起这些症状的机理来认识外痈的基本病机。

1. 红肿热痛：由人体受到阳邪侵犯或脏腑结热，五志化火等引起。这些原因使人体循环不息的气血功能破坏，经络阻塞，而形成局部的气血凝滞，或蕴结于肌肉或停留于筋骨。气血蕴结，不通则痛，则出现局部肿痛。若失治或误治，气血蕴结未得解除，正气尚盛，则邪气郁久而从热化，局部遂可出现焮红，热痛等征象。此即阳证。如痈、疽、疔、疖、流注等证的发生，皆为这种病理变化的结果。若素体虚弱，正气不足，不能从热化；或脾胃虚弱，痰湿内生，与郁结之肝气相搏，留注筋骨，则局部不红不热，只有隐隐作痛或酸痛，局部硬结或漫肿，或经年累月慢慢化热，局部才微红微热，转向化脓阶段。此为阴证。如瘰疬、痰核、流

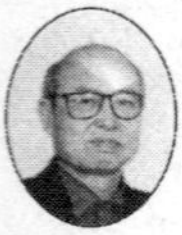

痰等证，皆为这种病理变化的结果。

2. 成脓破溃：不论属于阳证和阴证的疮疡，在发病初期不得消散者，病程或速或慢，其病变要继续发展。局部气血壅滞，不能疏通，愈久化热愈盛，遂使血肉腐败，酝酿液化而成脓。如《灵枢·痈疽篇》说：“营卫稽留于经脉之中，则血泣而不行；不行则卫气从之而不通，壅遏不得行，故热；大热不止，热胜则肉腐，肉腐则为脓。”这便是脓的形成的主要机理。这是局部气血凝滞，进一步发展变化的病理过程。脓成熟到一定程度，局部皮肤亦被腐蚀破溃。于是由肿疡变为溃疡。

3. 生肌长皮：疮疡破溃之后，毒随脓泄，若脏腑正气复元，气血充足，则腐肉脱落，新肉生长，长皮敛口，气血恢复运行而愈；若气血不足，则腐肉不脱，新肉生长缓慢，难于收敛。可见生肌长皮收口，主要依靠脾胃功能正常，气血充盛，自然复元。

4. 走黄内陷：疔疮、有头疽等证，因毒邪鸱张，脏腑虚弱，气血不足，不胜防御，遂使毒邪走散，循经络，入营血，内攻脏腑。继而扰乱神明，出现神昏谵语等“走黄”或“内陷”的一系列危重证候。这是体表的疮疡影响脏腑而发生病变的病理过程。

总之，从外痈的发生，发展和转归过程来看。它的总病机可以概括为：局部的经络阻塞，气血壅结，血肉腐败，以及脏腑功能失调。外痈的特点是以局部病理过程为主导环节，或者说以局部病变为主。如果我们能及时消除局部病变或设法阻止它对整体的影响，就可以治愈它。所以古人对疮疡辨证，多从局部症状来探求全身的阴阳盛衰，是有一定道

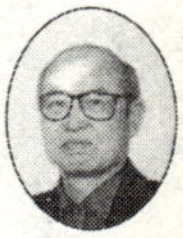

理的。

（二）内痈

内痈（主要是急腹症）中的基本症状有腹痛、黄疸、抽搐、神昏等。这些症状的发展演变基本代表了急腹症主要的病理变化。我们分别从引起这些症状的机理来认识急腹症的基本病机。

1. 腹痛：急腹症中之腹痛，大致可分两大类。第一类是气机不利或气血郁闭所致，多出现在疾病的早期，相对而言病势较轻。第二类是脏器梗阻不通所致，多出现在前一类腹痛之后，病势较重。

第一类腹痛是由于饮食失节，劳倦内伤或情志暴动等因素，使脏腑气机不利，气滞血瘀。具体言之，营行脉内，卫行脉外，并行不悖，周流不息。气遇邪而郁，则津液稠黏，为痰为饮，积久渗入脉中，则血变污浊。血受邪而滞，则经隧阻隔，或溢或结，则气血之正常循行受阻而不通，不通则痛。如肠痈（单纯性急性阑尾炎）、急性胰腺炎早期、急性胆道感染等病早期疼痛，似为这类病机变化。同样是上述原因，若作用于素体脾胃虚寒有溃疡病的患者时，则可导致脾胃气血郁闭引起剧烈绞痛，甚至昏厥的情况。如溃疡病穿孔。

第二类腹痛是上述病理变化发展的继续。由于六腑气机不利，则功能障碍。六腑的功能在于饮食的摄入、消化、吸收和排泄。这一过程必须不断运行，不能停滞，故古人科学地概括为“六腑以通为用”。六腑功能障碍，则往往造成六腑梗阻不通。不通则出现剧烈的持续的腹痛，同时伴有严重的全身症状如发烧、呕吐、便秘或黄疸等等。如肠梗阻、胆

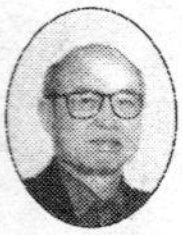

石症、胆道蛔虫症、严重阑尾炎、坏死性胰腺炎和尿路结石等病均似为这类病理变化。

2. 黄疸：因感外邪，或素嗜酒肉肥甘，伤及脾胃，脾运化水湿功能减退，造成湿热交阻，胆道不通，胆液外溢，熏染肌肤而发黄疸。如急性胆道感染、胆石症、急性胰腺炎、胆道蛔虫症等引起黄疸均为这类病理变化。

3. 抽搐：因火毒炽盛或肝气化火，阳气暴张，热胜生风，风火相煽，上升巅顶则昏厥，横窜脉络则抽搐。如坏疽性阑尾炎、急性胰腺炎、绞窄性肠梗阻后期抽搐，多为这种病机所致。又有因久病阴虚血亏，血不荣筋，虚风内动，则手足蠕动，瘛疭或震颤等。如部分胰腺炎后期抽搐，即属此种病机。还有外伤后因感受外风，外风内侵，导致抽搐。如破伤风等病。

4. 厥证：明代张景岳说："厥者，逆也，气逆则乱，故忽为眩仆脱厥。"在急腹症危重时常有突然昏倒，不省人事，或伴有四肢逆冷的厥证。这多因毒热炽盛，或大吐大汗，大量失血等，致使阴阳失调，气机逆乱，气火沸腾，上窜巅顶，令人神昏魂荡，而发此证。如若得不到及时和恰当治疗，可由"厥"转"脱"，甚或"亡阴"、"亡阳"及至阴阳离绝而死亡。此为多数急腹症得不到恰当治疗的转归之一。

总之，急腹症的总病机多由气机不利，气滞血瘀，引起六腑通降功能降低或丧失，以致梗阻闭塞，从而邪郁化热，伤阴，动风，最后导致气血逆乱，阴阳离决。若正气来复，梗阻解除，气血和调则可痊愈。可见急腹症病机的特点是"不通"梗阻，其他病理变化皆为派生。所以，如果我们能及时疏通气血，解除六腑梗阻，则其他病症迎刃而解。可见

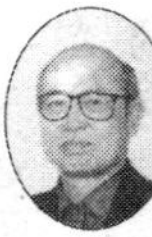

古人总结的“通则不痛”是科学的。

（三）皮肤病

皮肤病的基本症状有瘙痒、鳞屑、起疱、斑疹等，它们的病理变化，大致反映了皮肤病的基本病机。兹分叙于下：

1. 瘙痒：是皮肤病最常见的自觉症状。一般可分为风燥与湿热二类。

（1）风燥之痒：由于风邪侵袭肌肤，以风性善行数变，走窜四注，故遍体瘙痒。风胜则燥，血燥生风，其痒而不感染腐烂。如牛皮癣（类似神经性皮炎）、风疹块，白疕（牛皮癣）、皮肤瘙痒症等病。

（2）湿热之痒：由湿邪侵犯肌肤，留而不去，郁而生热，湿热生虫，则瘙痒剧烈，滋水频流，容易糜烂传染。如湿疹、臁疮、黄水疮等病。

2. 鳞屑：是皮肤表面脱落的或可以刮落下的皮屑。有的因余热未消，皮肤被热邪所伤，鳞屑大批脱落。如烂喉痧、丹毒、日晒疮等病之脱屑。有些慢性皮肤病，因血虚风燥，皮肤失养而脱落。如白疕（牛皮癣）、白屑风等的脱屑。

3. 起疱：可分水疱、脓疱两大类。水疱多由于湿热或热毒之邪蕴结皮肤，不得疏泄，聚结成疱。如缠腰火丹、湿疹、天疱疮、丹毒等病之疱。脓疱多由火毒侵犯肌肤，热毒炽盛，肌肤化脓，故疱内含有脓液，周围常有红晕，疱破后糜烂流脓，最后结痂而愈。如脓窠疮、臁疮等。

4. 斑疹：斑为皮肤色泽变化，而无形态改变。有红白之分。白斑因外邪侵入毛孔，以致气机不利，肌肤失养而成。如白驳风等。红斑多由外邪内传，导致血热瘀结于肌肤而成，如酒渣鼻、丹毒等。有的斑片板硬，有蜡样光泽，伴

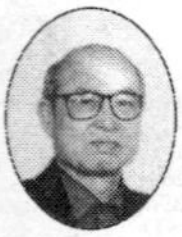

有畏寒肢冷、腹胀便溏、阳痿等全身症状。这多由素体阳虚，加之严寒外袭；或命门火衰，火不生土，脾肾阳虚所致。如硬皮病就属这种病理变化所致。还有的斑片，色红或暗红多在面部呈蝶形，多伴有全身各系统的症状，普遍有低热，头晕乏力，腰膝酸痛，口干唇燥等症，这多由于先天禀赋不足，肝肾阴虚，虚火内生所致。如系统性红斑狼疮即为此种病理。疹为高出皮面，如丘形小粒的疹子。多由风热之邪，深入营血，血热则不能行于脉中，而溢于脉外，熏蒸于皮肤，而丘疹隐现。如烂喉痧、风疹、药疹的疹子等。

总之，皮肤病的病机特点为：外在的肌肤病变，是脏腑失调，气血失和，阴阳偏胜的结果。所以古人总结为“有诸内而形诸外”是科学的。我们治疗皮肤病，更应该调整脏腑气血，使阴阳平衡。处处不能离开“治外必本诸内”的基本理论。

二、阴阳失调是外科疾病的基本病机

《素问·生气通天论》说：“凡阴阳之要，阳密乃固。两者不和，若春无秋，若冬无夏，因而和之，是谓圣度。故阳强不能密，阴气乃绝；阴平阳秘，精神乃治；阴阳离决，精气乃绝。”由此可见，阴阳调和，诸病不生，阴阳失调是万病之根。所以外科疾病的基本病机也是阴阳失调。阴阳失调大致包括阴阳偏盛，阴阳偏衰，阴阳相损，阴阳相离等几个主要方面。试分述之。

（一）阴阳偏盛

阴阳协调是人体健康的关键。人体阴阳处在互相消长，又互相制约的动态平衡中。阴阳双方可以因为素体阴阳盛衰

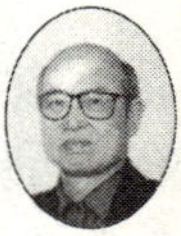

失去平秘，加之热邪、火毒，寒邪和湿邪太盛导致阴阳偏盛。

阳盛，即在病理变化过程中，出现阳邪亢盛，而正气未衰，正气抗邪，便出现了一派兴奋亢进的热证。局部可见红肿热痛，全身可有壮热，口渴，面赤，便秘，溲黄，舌红，脉数等症状。其病如疖、疔、痈、疽等大部分感染性疾患，以及急腹症等。其原因或素体阳盛；或外感风热、火毒；或过食辛辣、炙煿，脏腑结热；或五志化火等。例如颜面疔疮。往往由于醇酒辛辣，火毒内生；或外感火热之气；或破损染毒而生。初起局部有粟粒样脓头，或痒或麻，很快则红肿焮痛，根深坚硬，如钉之状；病再进则全身高热，口渴，大便干结，小便黄赤。一派热象，为纯阳之证。如果治疗的当，则火毒清解而愈。如果治疗不当，则会“走黄”，危及生命。

阴盛，即在病理变化过程中发生阴邪太过而正气不足，无力抗邪，出现了一派病程缓慢，机能衰退的寒证。如局部酸胀漫肿，不硬不热，皮色不变，溃后脓出稀薄，挟有豆腐渣样物质。全身表现出衰弱，消瘦，形寒，舌淡，脉细等症状。其病有瘰疬、痰核、流痰等。其原因为先天不足，阳气虚弱；或后天失养，阳气衰颓；或阴寒湿浊之邪太盛。例如流痰（骨与关节结核），多由于素体肾亏骼空，寒湿阴邪，乘虚侵袭，痰浊凝聚，引发本病。初起骨骼早病，而外形不显，不红不热，不肿不胀，仅觉患处隐隐酸痛，或微有漫肿。病进则关节活动受限，局部疼痛加重，但全身尚无明显症状，重者可有消瘦，乏力，食欲不振。此纯阴之证。如能及时温经散寒，化痰散结，多能消散于无形。如果未能及时

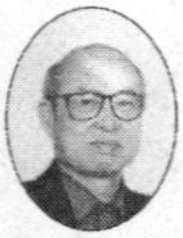

治疗或治疗不当，则冷脓肿逐渐增大，郁久寒化为热，破溃出脓，久不敛口，气血大伤，甚或阴精受损，铸成虚痨之症，骨节损害，导致畸形，甚者亦伤生命。或是身体不虚，寒湿之邪阻于腠理，亦属阴盛。如寒冷性多形性红斑。

（二）阴阳偏衰

人体阴阳消长的正常关系遭到破坏，或阴或阳，“消”之太过，则为偏衰。可有阳虚和阴虚之分。

阳虚是人体阳气耗伤的病证。在外科疾病中多由于素体阳虚，加之严寒外袭；或命门火衰，不生脾土，而致脾肾阳虚；或因气血两虚，而致心阳不足。有的伤于筋骨血脉，有的伤于皮肤，亦有脏腑直接被伤者。其局部症状皮肤冰冷，青紫，麻胀疼痛，或皮肤增厚，蜡样光泽，色黄褐或紫褐，甚则硬如板状。全身可有关节酸痛，无汗，畏寒，恶心，呕吐，腹胀纳呆，大便溏薄，牙齿松动，头发脱落，女子月经紊乱，男子遗精阳痿等。其病有雷诺氏综合征、脱疽（血栓闭塞性脉管炎）、系统性红斑狼疮和系统性硬皮病等。例如系统性硬皮病，多因肾阳虚损，卫外不固，风寒外袭，阻于皮肤、肌肉之间，痹塞不通，使营卫不和；或寒邪内侵脏腑，以致脏腑失和，气血凝滞而成。发病初期多有指端动脉痉挛现象；皮损先发于四肢远端和面部，渐至全身皮肤。病之后期，侵害五脏，特别是消化道脏器易于受损。但不论何脏之症状，多为阳虚寒盛之象，如畏寒肢冷，腹胀便溏，阳痿遗精等。如果能给以温补肾阳，活血散风的治疗，阳气复元，病情自能逐步好转。

阴虚是指人体阴液亏虚的病证，在外科疾病中可见到血虚、津液不足、肝肾阴虚等数类。其原因主要有火热邪毒，

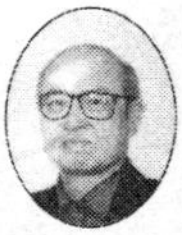

灼伤津液；或素体阴亏；或脓水淋漓，久而伤阴；或大吐、大泻、大汗；或空腔器管大量积液，津液不能输布全身；或大量出血；或过度劳役，夜寐不足，久耗精血等。有的伤于肌肤，有的伤于肠胃；有的伤于五脏。其症状纷繁复杂，但皮肤表现为，局部肌肤干燥，粗糙，脱屑，皲裂，斑色紫红，痒而不痛。全身可见形瘦色悴，口干咽燥，发热烦躁，大便燥结，舌质红嫩或干裂，苔多光剥，脉多细数等。其病证主要有银屑病、红斑狼疮、白塞氏综合病，久溃不愈之疮疡，痔漏便燥以及急腹症后期出现消化道霉菌感染等等。例如白塞氏综合病（类似“狐惑”病），多由于忧思劳累，睡眠不足，久之肺、脾、肾三阴亏损，虚热内生；加之风温湿热之邪外侵，上蕴，下注，入络，阻于黏膜、肌肤、关节，使经络阻隔，气血凝滞而成。主要症状有复发性口疮、生殖器痛性溃疡，皮肤结节性红斑，眼睛虹膜睫状体炎等。病程缠绵，时轻时重，久之则有低热烦躁，腰膝酸软，头晕目糊，甚者视力减退或失明，口苦咽干，女子月经不调，男子遗精等一派精液亏损的阴虚症状。治当益气养血，滋补肝肾为主。

但是在人体的病变过程中，阴阳消长是在不停顿的运动中，所以表现出来的症状，必然是虚实夹杂，寒热进退，千变万化的。一般的规律是一方面的不足，必然导致另一方面的相对偏盛。阳虚则相对阴盛，阴虚者则相对阳亢。例如系统性红斑狼疮，主要类型之一是阴虚内热型，其病因病机一般认为是先天禀赋不足，肝肾亏损，虚火内生；加之日光曝晒，两热相搏，热毒入里，瘀阻经络，内伤脏腑，外伤肌肤之故。本型多是红斑狼疮，经日久治疗，达到缓解，阴分更

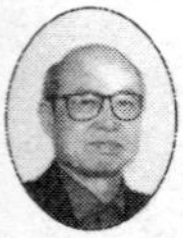

伤，出现皮损红斑不十分鲜艳，低热持续不退，时高时低，口干唇燥，头昏乏力，耳鸣目眩，腰膝酸痛，时有盗汗，脱发稀疏，月经不调，大便干燥等。治宜滋阴降火。

升降出入是阴阳气化的主要途径。阴阳消长失调的病变中，阴阳升降的关系，亦会受到破坏，而出现阴阳上下不相交的繁杂证候。例如“青腿牙疳”（大致相似于维生素C缺乏症）。古人认为其病因病机由于坐卧湿地，寒湿之痰生于下；加之缺少五谷，多食牛羊之肉，热与湿合，瘀滞于胃，毒火上蒸，寒湿下注所致。正如邹五峰所说：“上为阳火炙炽，下为阴寒闭郁，以至阴阳上下不相交，各自为寒为热，各为凝结而生此证也。”临床表现牙龈腐烂，出血，甚则穿腮破唇，腐烂色黑，下肢青黑肿痛，其形如雾如云，肌肉顽硬，行走困难。古人治以马乳、马脑，多有速效，其理约是给以充分营养，气血充壮，阴阳得以正常升降而愈吧。

（三）阴阳相损

阴阳互相资生，才能不断地维持阴平阳秘的正常状态。“阴之所生，本在五味”（《素问·生气通天论》）。五味的消化吸收，全赖脾气健运。如果在疾病过程中，这种“阴阳互根”的协调关系受到破坏，则出现阴阳相损，就是人体的阳气和阴液，一方面的不足，可以导致另一方面的耗损。比如，脾胃阳虚则健运失职，不能消化五谷，变为精微，气血乏源，则使阴血衰少，出现头晕乏力，倦怠少神，面色萎黄，气血两虚之证。反之，大量失血，引起血虚，“血为气母”，血虚则气无所依，阳气浮越于外，则可见发热，面赤，烦躁，喜饮，汗出等真寒假热之象。正如《外科枢要》所说：“疮疡发热烦躁，或出血过多，或溃脓大泄，或汗多亡

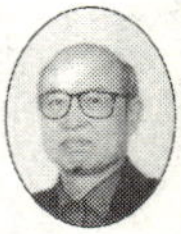

阳，下多亡阴，以致阴血耗散，阳无所依，浮散于肌表之间，而非火也。”这些变化，在外科疾病的演变中，屡见不鲜。其原因是引起阴虚或阳虚的病因，长久存在，不能及时纠正，使病情进一步发展为阴阳相损；或者由于致病因素剧烈，如大汗伤阴，即脱水太多，同时阳气耗散；或因过服克伐之剂等。例如，疽证内陷之虚陷型，患者原本气血大伤，病至四候，热毒之邪虽然衰减，但是脾气虚弱，消化不良，生化乏源，气血虚损，可见到一派阳虚症状，如局部肿势已退，腐肉已尽而脓水灰薄，新肉不生，状如镜面，不知疼痛，全身出现虚热不退，饮食日减，自利呕吐。如果余邪内陷则使之昏迷脱厥。此期或可出现舌光如镜，口靡满布，舌质红绛，口干少津，嗳气呃逆，脉象细数，此为阳损及阴，转为阴伤胃败之证。这种情况在临床是常常可以见到的，相当于现代医学胃肠道霉菌感染，治宜生津养胃为主。

阴损及阳者，如严重烧伤，火毒炽盛，势必影响脏腑气血，首先产生火盛伤阴的症状：高热，烦躁，口干，便秘，尿短而赤，舌绛而干，苔黄燥或舌光无苔。还可伤及五脏出现相应的症状，如谵语、神昏等等。在此阶段病情得不到控制，则会阴损及阳，出现精神委顿，体温反低，四肢厥逆或震颤，舌质转为淡而嫩，脉虚大无力，重按无根等一派阳虚之象。治疗当回阳救逆，固气养阴并进，同时配合补液、补血等抢救措施。

（四）阴阳相离

是人体阴阳互根的关系破坏后，在疾病过程中，原有的阴阳偏颇，进一步发展加重，人体的阳气和阴液，极度耗损，形成一方已将消耗殆尽，而使另一方也失去了存在的前提。也就是《内经·生气通天论》所说：“阴阳离决，精气乃绝”。这是所有的频死疾病的总规律。当然外科疾病也不能例外，如“疔疮走黄”、疽证“内陷”，以及急腹症中临危之际出现“亡阴”、“亡阳”的表现等皆属此类。

薛立斋对亡阳论述颇精，可资参考：“疮疡阳气脱陷……若畏寒头痛，咳逆呕吐，耳溃目矇，小便遗难，泻利肠鸣，里急腹痛，玉茎短缩，冷汗时出，齿牙浮痛，肢体麻痹或厥冷身痛，或咬舌啮唇，舌根强硬，此阳气脱陷之真寒证。”原因有的是“因尅伐之剂，或因脓血大泄，或因吐泻之后，或因误而入房”。一般可以归结为两条：一是素体阳虚，复感寒湿等重伤阳气之阴邪；一是治疗不当，护理失宜，重伤阳气。应当急以大剂参附回阳救脱，多可挽回亡阳。

亡阴的主症有大汗淋漓，神昏或神志恍惚，烦躁不安，唇干齿槁，手足温，舌质红而干燥，苔黄焦黑，扪之粗糙而干，脉细数而无力。其原因多是剧烈吐泻、大出血、肠瘘、胆瘘、体腔和肠腔大量渗液，溃疡脓血大泄等引起。总之是体液及精血大量脱失的结果。治疗当以大剂固阴醒神，还应及时补液、补血，中西医结合救治，效果更好。例如急性腹膜炎之厥脱型，即急性弥漫性腹膜炎伴有中毒性休克阶段。其主要原因是热甚化火，火势鸱张，入营入血，营血受壮火熬煎而大量丢失，导致亡阴亡阳。临床表现精神委靡，神昏谵语，口干唇燥，四肢厥冷，呼吸浅促，小便不利，甚至无尿；腹部臌胀，拒按，紧张板硬；或见斑疹、衄血、吐血、便血；舌质红绛，苔黄而干厚或黑起芒刺，脉沉细疾，或脉微欲绝，血压明显下降。治疗应中西医结合抢救。

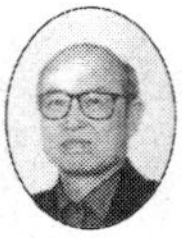

（五）阴阳转化

是一切事物在一定条件下发展演变的基本规律。外科学中阴阳失调的病机规律，概括了病变的根本原因，部位，性质，转归，也即概括了疾病的本质。具体言之，它概括了六淫、七情、虫、郁等致病因素，脏腑、气血、经络、表里、寒热、虚实、善恶吉凶等。而在病变的整个过程中，这些因素始终在不停地运动变化中，使疾病虚实夹杂，寒热进退，表里升降，错综复杂地交织在一起。因而疾病的表现就是千变万化，千奇百怪的。并且在一定条件下，貌似互相对立的双方，还能发生互相转化。如《灵枢·论疾诊尺篇》说："四时之变，寒暑之胜，重阴必阳，重阳必阴。……寒甚则热，热甚则寒。"所以医生在临诊时，就要准确掌握疾病的性质，在具备一定条件时，促进疾病由阴转阳，化险为夷；在疾病恶化的进程中，医生更应该运用精湛的医药手段，创造条件，阻止疾病的发展，促成其向好的方向转化。

三、外科疾病的发生发展和转归

疾病的发生发展转归的过程，是"邪正交争"的过程。外科疾病虽然多发生于体表，但它的发生发展和转归也与脏腑、气血、经络密切相关。

外科病发生与否，与"正气"的盛衰有密切关系。一般来说，阴平阳秘，脏腑功能正常，气血充盛，阳气卫外功能固密，即使外感六淫，或内伤七情也不一定发病；反之则易于发病。正如《内经》所说："正气存内，邪不可干。"《外科启玄》也说："凡疮疡皆由五脏不和，六腑壅滞，则令经脉不通而生焉。"此即"有诸内而必形诸外"的道理。又如

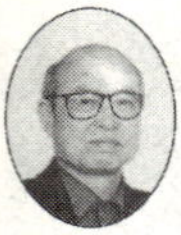

《洞天奥旨》中说："天地之六气，无岁不有，人身之七情，何时不发，乃有病，有不病者何也？盖气血旺而外邪不能感，气血衰而内正不能拒。此所以六气之伤，伤于气血之亏，而七情之伤，亦伤于气血之乏也。"外因通过内因而起作用。

外科病的发展和转变也与正气密切相关。一般规律是气虚者患疮疡，难于发起破溃；血虚者患疮疡，难于生肌收口。气血充足者，虽患疮疡也易于发起破溃，生肌长肉，愈合迅速，多为顺证。脏腑功能失调，气血不足者患疮疡，往往由于毒邪鸱张，侵入营血，内攻脏腑，扰乱神明，引动内风，出现谵语抽搐等一系列危重证候，成为"走黄"，"内陷"等证。另外，气血虚弱者，患急腹症，症状多不典型，变症多、危症多、合并症多。而气血渐充，正气来复者，则能加速疾病康复。

外科疾病的转归也与脏腑功能正常与否有密切关系。古人认为，在疮疡病变过程中，脏腑未受损害，正气充盛，则多善证，表示转归较好。如果脏腑受伤，则恶证叠见，表示转归较差。古人总结的"五善七恶"学说，就是判断外疡的转归好坏的具体内容。

综上所述可见，外科疾病发生发展和转归，都是由脏腑、气血和外邪斗争的情况决定的。

由于经络内源脏腑，外络体表，具有运行气血，联络人体各个组织的作用。所以，疮疡由外传里，内攻脏腑，或者脏腑失调，内疾外传，外达体表，发为疮疡，都是通过经络传导而实现的。所以，经络在疾病的发生，传变过程中起着通道的重要作用。

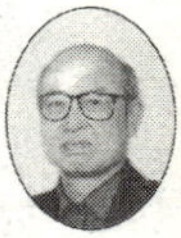

四、疾病中的抗邪反应与病理改变

病邪侵犯人体，遂引起一系列的病理变化：气血阻滞，脏腑功能失调，阴阳平衡紊乱；同时也激起正气的一系列抗邪反应。可以说每一种疾病中都存在着这两方面的现象。它们共同存在于病体内，而且相互影响，相互制约，相互斗争，这对疾病的发生和发展起着决定性的作用。医生的职责就是扶正祛邪，使疾病康复。如若分不清这两种共存于病体内的对立的现象，则难免犯“虚虚”、“实实”之戒。如常见的痈证，火毒侵犯肌肤，使气血壅结，其中疼痛，腐肉化脓，破溃等是致病因素对人体的损害，即病理改变。同时存在的疮色焮红，有“护场”，发热，肿胀，排脓，生肌，敛口等则是正气抗邪的反应。如果红肿热痛，滥用寒凉直折，往往造成热象虽退，但疮形坚硬不消，反成坏证，适为助虐。故中医学谆谆告诫避免过施寒凉，就是不要人为地损伤正气。

但是，反常的病理表现与正气抗邪反应也不是绝对的对立关系，有时在一定条件下，可以互相转化。就如下肢深静脉炎发病后，由于肿胀、炎症等所引起的肢体运动障碍。在病之初期，由于肢体活动受限，配合抬高患肢，不仅减少疼痛，而且有助于静脉血液回流，减轻肿胀，有利于疾病恢复，可以说是一抗邪反应。但如果患肢长期得不到活动，反而导致血液流通不畅，治疗效果不能巩固，患者稍有活动，则容易引起病情反复。所以在急性期后（疼痛稍缓解之后）就需要边治疗，边活动，逐步锻炼下肢血管的功能，促进侧支循环建立，才有利康复。因此，我们对疾病中发生的各种

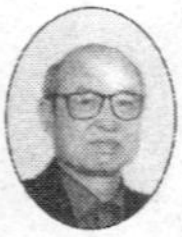

症状，必须进行具体分析，审证求因，辨证施治，才能达到预期的效果。

总之，从以上论述中，可见外科病之病机是在脏腑学说的基础上建立起来的。其基本病理变化不外阴阳偏胜，脏腑失和及气血运行障碍。但又结合了外痈、内痈（主要是急腹症）、皮肤病各自特点，形成了比较系统的理论。这对指导临床实践有重要作用。

第三节　四诊在外科学上的运用

四诊是辨证论治的基础。医生通过望闻问切来侦察病人，取得病史、症状、脉象等具体材料。它是辨证正确与否的前提，是治愈疾病的关键。如果诊断错误，则一错全错。所以应该详尽而准确地掌握四诊方法。外科四诊的方法和意义大致与内科相同，本节仅就四诊在外科学上应用的特点及独有内容予以论述。

一、望诊

望诊主要是观察病人的色泽、神气、形态以及病人的排泄物等变化。兹分述如下：

（一）望颜色

首先是望面色。面色白，属虚寒。面色苍白枯槁属血虚。面色红，属热。古人有“疮疡面赤不得攻下”之戒，可以参考。面目鲜黄属湿热黄疸。面色暗黑，多属瘀血、肾虚或虚寒。面色青紫，为肺气壅塞或气血瘀滞。

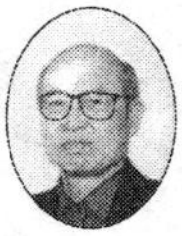

（二）望神

神指精神、意识。病人精神好，意识清楚者，病轻，预后好；精神不振，意识昏糊者，病重，预后不佳。如《外科正宗》说：“形容憔悴，精神昏短……者死”，“久病目露神，毕竟命难存”。又如陈士铎说疮疡“奇痛而有神气，此生之机也。”可见神气的好坏与预后有密切关系。尚有精神失常者，可见于系统性红斑狼疮及白塞氏综合征，预后多欠佳；肠梗阻患者，由痛苦转入精神淡漠者提示肠管可能坏死，应注意治疗。

（三）望局部

外科疾病的局部望诊尤为重要，许多外科疾病通过局部望诊即可诊断。

1. 望疮疡

肿疡：皮色焮红者，多属热、属阳；色白者，多属寒、属阴；色灰黑者，多为死肌；色青紫者，多为血瘀；突然凹陷，色转暗红，是走黄内陷的特征。

溃疡：其色紫、灰暗不泽者，多难敛难愈；溃疡菜花样突起，或基底部呈珍珠样结节，或如岩穴，外渗血水，疮周色暗红，多见于乳岩、基底细胞癌及鳞状上皮癌等癌症。溃疡在胫部内外踝之上，边缘硬突，起“缸口”，疮周色乌黑，或伴有湿疹糜烂，渗液，或有下肢静脉曲张者为臁疮。溃疡在足跟、跖等部，深而无痛，多属麻风。溃疡在四肢末端，边缘死黑，沿淋巴管方向，有多个结节，脓肿或溃疡，一般治疗无效而对碘制剂特效者，多为孢子丝菌病。

2. 望腹部：急腹症病人，满腹膨隆者，多为急性腹膜炎引起之麻痹性肠梗阻；上腹部膨隆者，多为高位小肠梗阻或胃扩张；右上腹膨隆者，多为胆道感染胆石症所致胆囊胀满；腹部不对称的局部膨隆者，可能是腹部肿瘤或肠扭转等等。

（四）望形态

指观察病人体形和姿态。体形壮实，发育良好者，为体质强；体形消瘦，发育差者，为体质弱。胖人多痰湿，瘦人多虚火；大肉脱者为脾败，多难治。患者病情不同，姿态各异。如对口疽患者，颈必强，转侧困难。附骨疽等下肢骨与关节病者，行路脚跷而困难。龟背痰等可致驼背。脱疽患者多抱足而坐。胃肠穿孔者常屈膝弯腰，静卧不动。胆管蛔虫病人，常辗转不安。肠痈患者，有的右腿弯曲不伸，称“曲腿肠痈”。小肠扭转者，腰向右弯，下蹲体位等等。总之，仔细观察体态，有助于估计病变所在。

（五）望皮疹

皮疹是诊断皮肤病的主要依据。皮疹色红者，多属热；色白者，多属风寒。皮疹燥痒，脱屑者，多属风燥；糜烂流津者，多属湿热。红色皮疹压之褪色者，多为血热，红色皮疹压之不褪色者，多为血热而瘀滞。

二、闻诊

闻诊包括耳闻、鼻嗅两方面内容。

（一）耳闻

就是听病人的语音、呼吸、呕吐和呃逆的声音等。

语无伦次，烦躁多言，声音高亢者为谵语，乃热毒炽盛，内攻脏腑之候；呻吟呼号者，在外痈中多是酿脓或溃烂时的剧烈疼痛，在急腹症中多为六腑梗阻或穿孔的剧痛表现。

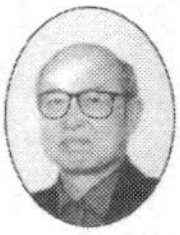

气粗喘促，在外痈中多是毒邪内陷，传肺之险证；在急腹症中多为肠梗阻，胃肠穿孔，腹膜炎等腹胀过度的表现。气息低微乃正气不足的现象。

呕吐、呃逆一般在肿疡初起，多为热毒炽盛；溃疡时，多为阴伤胃虚。但应详细辨别，如疮疡红肿热痛而呕吐者，为热毒灼胃；疮疡酿脓期而呕吐，多为气血虚；便秘，腹胀而呕吐，呃逆频作者，乃胃气受伤。胁痛，腹痛，口苦口干，而呕吐黄绿水者，为肝气乘脾。还有胃虚停痰而呕恶者；虫积，蛔厥而吐蛔者，均须分别对待。急腹症早期呕吐频繁，吐出物为胆汁、胃液者多为高位小肠梗阻；呕吐不剧或呈满溢状，吐出物有粪臭者，多为低位肠梗阻。总之，吐声高扬者，属实，属热；吐声低微者，属虚，属寒。

（二）鼻嗅

就是嗅患者排出的脓液、痰涕等气味。

如痰味腥臭，多为肺痈；鼻流臭涕，多由鼻渊所生。如脓液腥臭难闻，病深在里，多损及筋骨，或为晚期癌肿破溃。胸、胁、腹部溃疡，嗅及臭味，可能为“透膜”。肛门周围脓肿，脓流臭秽，易成瘘管。脓液略带腥味，而无异样臭味者，邪浅病轻。

三、问诊

中医诊断，主要依靠病人的症状。因此，问诊特别重要。外科疾病，虽然多数有形可见，但对发病原因，旧病情况，现在病情，以及患者的自觉症状，都必须详细询问。

（一）问病因

手足疔疮，多由外伤引起。疔疮受挤压或碰撞后出现高

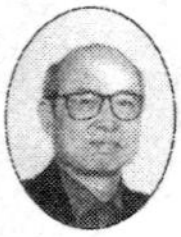

热者，应防“走黄”。乳房结块，经久不消，因情志所伤而引起者，应防患乳岩。臀部红肿，该查问有无注射药物史。右上腹钻顶样疼痛，应查问有无蛔虫病史。出现皮疹者，应询问饮食、用药及敏感物质皮肤接触史。暴饮暴食可引起胃穿孔；饱餐后过度劳动可引起肠扭转；过度饮酒，过食肥腻，能诱发急性胰腺炎或胆石症。精神刺激，可成为某些肠梗阻或胆道功能紊乱的主要诱因。

（二）问寒热

疮疡初起发寒热，是营卫不和，经络阻塞，疮毒焮发所致。高热不退，肿痛日增，乃酿脓之征象。疮疡已溃，寒热继作，一般为毒邪未去，正不胜邪，或毒邪流窜，还需防内陷。此为一般外痈的寒热规律。又先有发热、呕吐，后有腹痛者，常为炎性疾病；若先腹痛，后发热、呕吐者，则多为外科急腹症。晚期之肠梗阻，出现发热，脉“疾”，则往往表明肠管坏死。日晡潮热，五心烦热，为阴虚发热；但寒无热，脉细无力，为阴虚。寒热往来，口苦咽干，胸满胁痛，为肝胆湿热。此为内痈的寒热要点。

（三）问汗

汗出热退，脉静身凉，是邪去正安之顺证。痈证汗出热退是消散的佳兆。汗出后更烦躁，脉大，为正不胜邪之逆象。痈证汗出热不退，则仍有续发的可能。疮疡兼盗汗和自汗，多为气血不足；大汗，身热，口渴，腹痛，脉洪大为里实热证。先寒战，后汗出，为“战汗”，乃邪正交争，是病情发展的转折点。汗出如油，气促者，当防虚脱。

（四）问二便

肿疡患者，大便秘结，小便黄赤，为火毒湿热内盛。溃

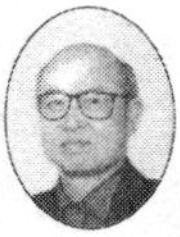

疡患者，大便秘结，脉微芤濇，为气血衰弱。痔疮患者，排便时间延长，常有便意。便鲜血者，多为肛门直肠病变。柏油样便，多为上消化道出血。儿童腹部阵痛，而有血性黏液便者，多为肠套迭。婴幼儿便血，多为直肠息肉。久痢大便腥臭者，当防直肠癌。阑尾炎出现大便次数增多，似痢不爽，小便似淋，乃为酿脓内溃的表现。腹痛，腹胀，呕吐，无排便、排气者，应考虑肠梗阻的可能。

疮疡患者，小便频数，口干引饮，多为伴发消渴，难治。发热而尿黄，量少，为热毒炽盛；尿黄如橘子色，且起泡沫者，为黄疸。血尿，常由血热妄行所致，更应注意尿路结石病的存在。无痛性血尿，则应警惕肿瘤的可能。小便频数，排尿困难，尿后余沥，多为慢性前列腺炎，或前列腺肥大。

（五）问饮食

疮疡患者，饮食如常者，病轻，预后佳。病久而不思饮食者，胃气将绝，预后不良。腹痛患者，食后痛减，为脾胃虚；食后痛增者，为气滞血瘀或积食。口苦者，肝胆有热；嗳腐酸臭者，胃有宿食；口内甘腻者，脾虚湿盛。

（六）问旧病

主要询问有无慢性疾患或传染性疾病的接触史。肺痨患者或与其有密切接触史者，所患瘰疬或痔核，治疗多困难。疮疡患者，伴有消渴病，病情多顽固难愈。不少急腹症是慢性病的急性发作。如溃疡病急性穿孔，应问有无慢性胃病史，以及病程长短，病情轻重。胆石症，尿石症，以前常有类似发作史。

（七）问月经

外科内服药，一般多有行气、活血、通经之品，有碍于妊娠和月经，临证时应该问清楚。此外，有些外科病与月经有直接关系，如月经疹，每逢经前出疹，经后好转。一般有三种表现：痛经疹，痛经伴有面部、四肢发红斑、风团样疹，月经后好转；黏膜溃疡，口腔、外阴等处在经前出现溃疡疼痛，经后好转；紫癜，经前出现紫癜，经后好转。又如宫外孕，腹痛与月经有关，应仔细讯问，与急腹症鉴别。

四、切诊

切诊包括切脉与触诊两部分。

（一）脉诊

营行脉中，卫行脉外，气血者，人之阴阳也。脉象变化反映了人身脏腑气血的变化。外科疾病发生、发展与脏腑功能，气血盛衰，有密切关系。若不诊脉，就无法完全准确无误地辨认病情的变化。故脉诊也是外科重要的诊断方法之一。并且脉象反映的意义，往往与内科有不同的含义。本节仅选其重点分述于下：

浮脉：肿疡脉浮有力，为上焦风热之证。时邪袭于经络，发为流注，则脉浮而数。浮脉无力，是气血不足。若溃疡脉仍浮，仍有蔓延的可能；浮而无力，则为正气耗散，实乃逆象。

沉脉：肿疡脉沉，是寒凝络滞，毒深势固之证。如附骨疽、积聚等病。溃疡脉沉，为毒邪尚存于内。

数脉：肿疡脉数，为邪热盛，若洪数为酿脓；溃疡脉数，乃余毒未化，若数大中空，则邪盛正衰，真元消亡。

迟脉：肿疡脉迟，多属正气不足，脉病不符或寒邪内积之重证。溃疡脉迟，是脓毒已泄，脉证尚符。在急腹症中迟

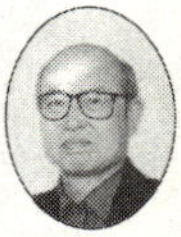

脉少见。可见于严重黄疸或晚期肠梗阻患者，多正气虚惫之人，预后不佳。

滑脉：肿疡脉滑而数为热盛，为酿脓或为有痰；溃疡脉滑利，为壅结已通之顺象，若滑而大，则是邪热未退，痰多气虚。

涩脉：肿疡脉涩，乃气血凝滞，肿势坚硬或湿痰聚结，滞塞经络。溃疡脉涩，为血虚，若涩而小弱，形瘦色夺，更为逆证。

弦脉：肿疡为气血不和，痰饮郁结，主痛。溃疡脉弦而数，则属邪毒鸱张未减，气血已虚，为逆候。腹痛严重者，脉多弦紧。

细脉：肿疡势盛时，脉细弱，是正不胜邪，属逆象。溃疡，毒气大泄，脉细而有神，尚为顺证。若细而弱，疮口难敛，则为阴血亏耗。在急腹症中，脉细数无力，为血亏津伤，当防厥逆。若细微欲绝，则将虚脱，病情危重。

洪脉：肿疡为热盛；溃疡脉洪，为病进，药之不退者，难治。

芤脉：为失血之候，肿疡见之，其人素有亡血之证。

总之，如清代陈士铎所说："有余之脉，宜现于未溃之先，而不宜现于已溃之后；不足之脉，宜现于已溃之后，而不宜现于未溃之先。"因为未溃之时，邪实正盛，气滞血瘀，为常态，若见不足之虚、弱、细、缓等脉，则为脉证不符，治疗困难。已溃之后，毒随脓泄，气血大衰，正气不足，若见有余之脉，如浮、洪、滑、数，则亦是脉证不符，是邪盛气滞难化，治疗困难，预后较差。虽然如此，各脉如无断续，尚可治疗。若见到结、促、代、散之脉，更属危象；在

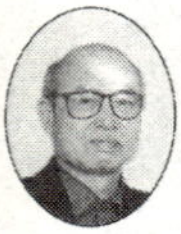

肿疡阶段，因剧痛，气滞偶一见之，尚不能定为坏证；若溃后，久见结代，绝非佳兆，乃真元不续，药力难以解救。

（二）触诊

它是用触摸病变的局部来辨别疮疡的性质，了解疼痛的部位，诊断疾病的一种方法。在外科诊断学中占有重要地位。

疮疡局部触诊：若触之高肿，灼热疼痛为阳证；触之平塌，发凉，不甚疼痛，为阴证。颈部疮肿，软如棉团者，为气瘿；发于它处者，可能是流痰。结块坚硬如石，表面高低不平，推之不移者，可能是癌瘤。

腹部触诊：痛而拒按多为实证；痛而喜按多为虚证；腹部压痛固定之处，则为该部脏器有病；凡肌紧张，反跳痛之处，则该处腹膜有炎症。腹部压痛最明显的部位，往往是病变所在之处。如腹内触及包块，则可能是蛔虫性或绞窄性肠梗阻，或为肿瘤等。

循经络压痛点的触诊：脏腑有病，循其所属或有关经络的循行部位，常可触及有压痛点或有硬结、索条状物。如溃疡病穿孔、胃扩张在足三里穴下二寸及梁丘穴；肠梗阻、肠穿孔在温溜穴及养老穴；阑尾炎在阑尾穴；胆道疾患在胆囊穴（阳陵泉下一寸，压痛处）和外丘穴；胰腺炎在地机穴等处有反应点。此类触诊不但可资辨证，而且在该处针灸，每获良效。

第四节　外科辨证特点

辨证论治是中医临证的基础。只有明辨病证，论治恰当，才能药到病除。这是众所周知的。但外科学中辨证，有

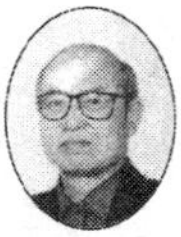

其特点。疮疡辨证，首辨阴阳。如《疡医大全》所说：“凡诊视痈疽，施治，必须先审阴阳……。医道虽繁，可以一言以蔽之曰阴阳而已。”而对疮疡局部症状的辨认，又是辨阴阳的主要依据，所以，肿痛痒脓的辨别，对于疮疡的诊断和治疗有重要意义。此外，辨善恶顺逆，为外科所独有。急腹症的辨证特点是不仅要辨清疾病的性质、部位、脏腑所属，还必须进一步辨清手术指征与非手术指征的基本区别，才能充分发挥中医的长处而又不贻误病人。皮肤病的辨证，特别重视皮损形态，也可以说主要从皮损形态的辨别上认清证之性质与脏腑关系。以下从八纲辨证、脏腑辨证、局部辨证等几方面，分别论述。

一、八纲辨证

八纲包括阴阳、表里、寒热、虚实，它是把四诊所得的症状，根据病变的部位，疾病的性质，病情的进退，体质的强弱，精神的好坏，病情的盛衰，概括为以上八纲。通过八纲辨证，来确定治疗原则。外科中，阴阳虚实四纲尤为重要。

（一）辨阴阳

辨阴阳是八纲辨证之总纲。阳可以概括表、热、实证，阴可以概括里、寒、虚证。外科要从局部症状和全身症状两方面结合起来综合分析，才能认清疾病本质。为了便于掌握，简单概括如下表。

下表仅属一般典型症状，实际上疾病的表现是复杂的，可能阳中有阴，如流注主要属阳，而色白为阴；也可能阴中有阳，如脱疽主要属阴，而剧痛属阳；也可能半阳半阴，如慢性淋巴结炎，慢性乳腺炎等肿而不甚高突，痛而不甚剧

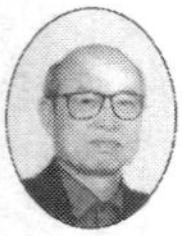

烈，微热微红等症状。另外，由于正邪斗争，以及医药治疗，疾病在不断变化，故可能出现由阴转阳，由阳转阴等。所以必须具体分析病候的特点，才能作出正确的诊断。

阴证、阳证鉴别表

证类		阳证	阴证
病势		发病较急，变化快	发病较慢，变化慢
病位		在表，位浅，多发于皮肉	在里，位深，多发于筋骨，脏腑
局部症状	皮温	灼热，得冷则舒	不热或微热，得暖则适
	皮色	焮红光亮	皮色不变或紫暗
	肿势	肿胀高起，根脚收缩	漫肿或平塌下陷，根脚散漫
	硬度	软硬适中，酿脓则软	坚硬如石或柔软如绵
	疼痛	剧烈	不痛、隐痛、酸痛或抽痛
	脓汁	稠厚，黄润	稀薄、不泽或夹杂败絮
	疮面	肉芽红活而润实	肉芽不鲜或苍白水肿松软
全身症状	主症	初起常伴有寒热，口渴，纳呆，便干，溲赤，呼吸气粗，烦躁不安等热病症状	初起无明显的全身症状，酿脓期常伴有低烧（潮热）、颧红、面色苍白，自汗、盗汗等虚象，溃后日久不敛，虚象更显
	脉象	弦、滑、数、洪大有力	细、弱、沉缓无力
	舌象	苔白、黄燥、焦黑、舌质红	苔薄白、白腻、舌质淡
病程		一般较短	相对较长
预后		易消、易溃、易敛，预后较好	难消、难溃，预后较差

在疮疡的后期，特别是在急腹症的后期，由于大吐、大泻、大汗、大出血，及脓血大泄等引起津液极度耗损，而出现全身虚汗，神志昏迷的虚脱状态，称为亡阴或亡阳，已如前叙。

（二）辨虚实

虚实是辨证的大纲，也是处方用药的重要依据。故不论

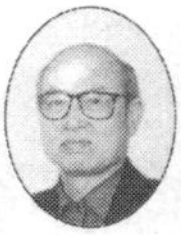

在疮疡还是急腹症中，观察邪正之盛衰，对确定治病之补泻及判断预后之好坏，均有直接指导意义。但虚证、实证变化多端。兹分为实证，虚实夹杂，虚证三类叙述。

1. 实证：腹满臌胀，疼痛拒按，胸膈痞闷，口苦咽干，烦躁多渴，高热面赤，精神昏塞或有黄疸，苔腻，脉洪大，为脏腑实热。或有脘腹剧痛，形寒肢冷，面色青晦或苍白，苔白滑，脉弦紧，为脏腑寒实。或者疮疡肿起色赤，皮肤壮热，脓水稠黏，寒热疼痛，大便干结，小便如淋，心神烦闷，恍惚不宁，为邪气之实。

2. 虚证：泻痢肠鸣，饮食不入，呕吐无时，脘腹胀满，隐疼喜按，手足冰冷，精神疲惫，声低息微，小便清长或小便时难，舌淡，脉弱，为脏腑之虚。脓水清稀，疮口久久不敛，肌寒肉冷，自汗不止，面色苍白或萎黄，舌淡，脉细弱，为气血之虚。精滑不固，大便自利，腰脚沉重，睡卧不宁，为下元之虚。

3. 虚实夹杂：素体虚弱，体瘦神疲，脘腹隐痛，消化不良，而突然腹痛拒按，呕吐恶心，腹胀便秘等，为本虚标实。亦有邪气尚盛而正气已衰，如疮疽内陷及急腹症中的一些危重证候。

一般来说，实为邪气盛，虚为正气衰。在病之初起，中期多为实证，病之后期多为虚证。泻实较易，而补虚颇难。虚实夹杂，标本不一，在治疗时，更需仔细衡量，虚实轻重，标本缓急，治疗不慎，往往生死于反掌之间。

（三）辨表里寒热

外科辨表里寒热与内科无显著差异，兹列表概括如下：

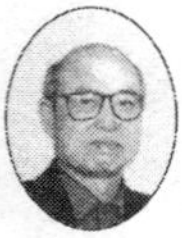

表里寒热辨证表

证型		主要症状	舌苔	脉象
表证	表寒	头痛、身痛、恶寒重、发热轻、无汗	苔薄白	浮紧
	表热	头痛、身痛、发热重、恶寒轻、有汗	苔薄白舌尖红	浮数
半表半里		寒热往来、胸闷胁痛、饮食不振 恶心、呕吐、口苦、咽干、头晕	苔白 舌边红	弦
里证	里寒	恶寒、肢冷、口不渴、喜热饮、恶心、呕吐 腹痛、腹泻、便溏、尿清长、面色白	舌质淡 苔薄白	沉迟
	里热	发热、烦躁、口渴、喜冷饮、眼红、咽痛 便燥、尿黄赤、面色红	舌质红	沉洪数

此外，古人总结出很多辨别疮疡浅深之法，多为经验之谈。如若人虽患疮疡，但起居平和，饮食如故，疮高而软者，发于肌肤体表，若初生疮之时，壮热恶寒，拘急头痛，精神不宁，烦躁冷饮，局部皮色不变，不肿隐痛者，发于骨骼。这些对于辨别疮疡的部位、性质，有一定的指导意义，应该掌握。

二、脏腑辨证

脏腑功能失调能引起外科疾病。有关的脏腑以肝、胆、脾、胃、大小肠、膀胱等为主，多属腑。脏腑辨证之目的，主要是辨清病位与病性。所以，医者必须熟悉掌握这些脏腑的生理功能，病理特点，及临床症状之间的关系。在临证时，才能由表及里，科学地辨识清楚疾病本质。本节仅就与外科有关的证候类型分述于下：

（一）肝胆

1. 肝气郁结

主要脉证：两胁胀痛，胸闷不舒，情志郁闷，急躁易

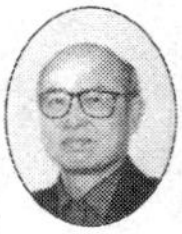

怒，口干，口苦，脉弦，苔白。或见胃脘胀痛，嗳气吞酸，恶心、呕吐；或见消化不良，胁腹胀满，肠鸣便溏，便后不爽。

病机概要：肝经布胁肋而主疏泄，失其条达则肝气郁结。肝气横逆，或见肝胃不和，或见肝脾不调。

治法：疏肝理气。

2. 气滞血瘀

主要脉证：胁腹疼痛，痛有定处，局部拒按，或有固定包块，脉涩，舌有瘀斑，或现紫暗。

病机概要：肝失条达，疏泄无权，则气机不畅，血行瘀阻，经脉痹塞，或瘀而成块。

治法：疏肝理气，活血破积。

3. 肝胆实热

主要脉证：壮热头痛，眩晕，呕吐，耳鸣，耳聋，面红目赤，胁痛拒按，辗转不宁，大便秘结，小便黄赤，脉弦而数，苔干黄厚。

病机概要：胆附于肝，均喜疏泄，在生理上肝胆功能互相配合，在病变中，肝胆亦多同病。肝气郁久化热，肝胆实火，循经而行，则见是证。

治则：清肝泻火。

4. 湿热交蒸

主要脉证：寒热往来，胁痛拒按，身目发黄，口苦咽干，恶心呕吐，便秘色白，尿短黄赤，脉弦数，苔黄腻。

病机概要：肝胆实火横恣，伤及脾胃，湿浊内生，而成湿热交蒸，黄疸遂生。

治法：泻肝理气，清热利湿。

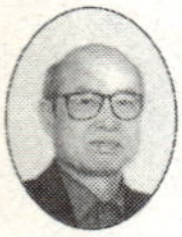

5. 蛔虫上扰

主要脉证：脘胁钻痛，掣引肩背，时痛时止，痛重欲绝，或有吐蛔，脉弦紧，苔薄白，舌上或有虫斑。

病机概要：蛔虫盲动，上扰胆道，中焦气结，或胃气上逆。

治法：安蛔定痛，理气驱蛔。

6. 热极动风

主要脉证：高热神昏，惊厥抽搐，麻木，或往来寒热，眩晕，头痛，大汗，大渴，舌质红，苔黄厚，脉弦而数。

病机概要：肝气化火，毒热炽盛，循肝经上升巅顶，风火相煽，极而动风。

治法：清肝泻火，镇痉熄风。

（二）脾胃

1. 胃气上逆

主要脉证：食欲不振，胃脘胀痛，恶心呕吐，嗳气呃逆，或泛吐清水，或口臭嗳腐。

病机概要：胃主受纳，腐熟水谷，其气以降为顺。胃失和降，反升为逆，则出现以上诸证。

治法：和胃降逆。

2. 食滞胃脘

主要脉证：脘腹胀满疼痛，呕吐酸腐，嗳气泛酸，大便不爽，脉滑，苔厚腻。

病机概要：饮食不节，暴饮暴食，食积胃脘，腐熟功能失职。

治法：消导化食。

3. 热积阳明

主要脉证：壮热口渴，呕吐嘈杂，大汗淋漓，或腹部痞

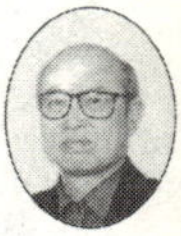

满，胀痛拒按，大便秘结不通，脉洪数，苔黄糙。

病机概要；郁久化热，热积胃肠，逼津外出，肠道痞塞，大便秘结。

治法：泻热导滞，甚则通里攻下。

4. 湿热内蕴

主要脉证：腹部胀满疼痛，不思饮食，发热身重，大便不爽，面目发黄，皮肤发痒，小便黄赤，脉濡数，苔黄腻。

病机概要：脾主运化水湿，喜燥恶湿，或感外邪，或素嗜肥甘，伤及脾胃，脾失健运，湿邪内生，湿热交蒸遂发黄身重。

治法：清热利湿。

5. 脾虚湿困

主要脉证：腹部胀满，疼痛喜按，得温则舒，纳呆口黏，肢冷无力，头身困重，大便溏泻，甚或完谷不化，脉沉细，苔白滑。

病机概要：素体脾阳不振，或涉水淋雨，坐卧湿地，过食生冷，中阳被困，运化无权。

治法：温中燥湿。

（三）大肠、小肠

1. 气滞腑实

主要脉证：腹胀腹痛，肠鸣，便秘，脉弦或洪数，苔白或黄。

病机概要：大肠主传导糟粕，以通为顺，或因饮食不节，食积停滞，或因气滞血瘀，使肠道气机阻滞，传导失常而成腑实之证。

治法：理气通下。

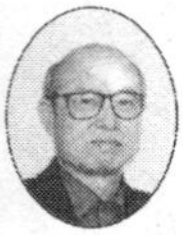

2. 气滞痘结

主要脉证：腹部攻撑作痛或胀痛，或痛有定处，形成包块拒按，大便秘结，脉沉弦，舌质稍暗，或有瘀斑。

病机概要：肠道气机不畅，气滞而血瘀，久而化热，则肠道腐坏而成痈疽阻结。

治法：行气、活血、化瘀。

3. 肠腑湿阻

主要脉证：脘腹胀满，全腹拒按，水走肠间漉漉有声，苔腻，脉弦滑。

病机概要：脾主运化，小肠秘别清浊，脾、胃、肠道共同完成水、谷之运化，病变亦多同时出现。肠道不通，水湿内阻，则有此证。

治法：逐水通下。

4. 肠腑虫积

主要脉证：腹痛绕脐阵作，烦躁不宁，腹部有索条状团块，压之可变形，可有便蛔、吐蛔，或便结腹胀，苔薄，脉平或弦。

病机概要：素有肠道蛔虫，堵塞肠道，肠腑气滞，虫结便秘。

治法：驱虫通下。

5. 津伤便结

主要脉证：大便燥结，口干舌燥，皮肤枯燥，手足心热，脉沉涩或细数，苔燥舌干。

病机概要：久热伤阴，津枯液耗，肠道枯涩，便结难通。

治法：滋阴生津，润肠通便。

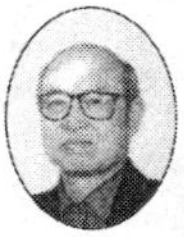

（四）膀胱

膀胱湿热

主要脉证：尿急，尿频，尿痛，或有脓尿、血尿，尿砂石，腰痛，少腹痛，或发热，脉滑数，苔黄腻。

病机概要：膀胱主藏津化气，贮尿、排尿，但膀胱气化功能由肾气主司。如果肾气虚损，加之多食肥甘酒热，则湿热蕴结下焦。

治法：清利湿热，通淋排石。

三、局部辨证

外科疾病的局部辨证，同样是很重要的。各种外科病之局部体征及症状很多，但最常见的有肿、痛、痒及脓液等。全国中医学院试用教材重印本（一九六四年版）对疮疡的局部辨证，全面系统地总结了历代医家的经验，可供学习。本文仅简略介绍如下：

（一）辨肿

火肿：肿而色红，皮肤光泽，焮热疼痛。

寒肿：肿而木硬，常伴有酸痛。

湿肿：肿胀皮肤光亮，按之凹陷，溃后滋水频流。

风肿：漫肿宣浮，游走不定，消退如常，不红，微有热痛。

气肿：肿势皮紧内软，不红不热，随喜怒而消长，按之不凹陷。

瘀血肿：迅速肿胀，色初暗褐，后转青紫，逐渐变黄消退，持续胀痛。

痰肿：肿胀软棉，或如硬核，不红不热，生长缓慢。

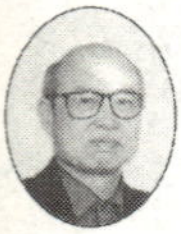

癌肿：肿而坚硬如石，或有棱角，形如岩突，不红，不热。

另外，肿的色泽，对诊断也有参考价值，一般浅表脓肿，以赤色为多；而深部脓肿，则以色白者居多，及至脓熟，亦仅透红一点。

疔疮、有头疽等证，色从红赤转为暗红无光泽，这是毒将内陷的迹象；如暗红而下陷，这是毒已内陷之象。

总之，疮疡红肿高起，皮色光泽，灼热疼痛，根脚收束，为经络阻塞，气血凝滞，多属阳证，实证。痛势虽剧，其发尚浅。若肿势平坦，散漫不聚，边界不清。其中阳证者，则焮肿红赤，急速扩散，多因邪气太盛，毒气不聚；其中阴证、虚证者，则不红不热、痛不剧烈，发起迟缓，多因元气不足，痊愈较难。

（二）辨痛

虚痛：喜按，按则痛减。

实痛：拒按，按则痛剧。

寒痛：皮色不变，酸痛而不热，遇冷痛增，得热则缓。

热痛：皮色红赤，灼热疼痛，遇热痛增，遇冷则缓。

风痛：痛无定处，走注迅速，遇风而作。

气痛：流走不定，攻痛无常，每因情志郁闷而作。

瘀血痛：皮色暗褐或青紫，痛有定处，持续性隐隐胀痛或刺痛。

阵发痛：忽痛忽止，发作无常，痛时剧烈，止如常人，或钻顶样痛，或阵发性加剧，多见于胆道、胃肠道疾病。一般气痛、虫痛多如此。

持续痛：痛无休止，持续不减，一般阳证化脓以前多如

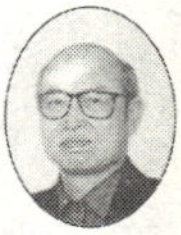

此。痛势缓和，不红不热，持续较久，一般阴证起病多如此。

清人张山雷，曾将肿痛结合起来讨论，对辨证颇有帮助。兹摘录于下，供参考。

先肿而后痛者，其病浅在肌表。

先痛而后肿者，其病深，如附骨疽、流痰、流注、内痈之属。

但痛而不肿者，是经络闪伤之病，或是风湿痹证。

但肿而不痛者，上为风邪，下为湿邪及赘瘤、气瘿之类。

痛发数处，同时并起，或先后相继，乃时邪流注所致。

坚块日久，初不焮发，而忽然臌胀，时觉掣痛者，常为岩证，急骤发作。

肿势散漫，痛反不甚，毒已旁流，由夷入险，为疔疮走黄，疽证内陷的征象。

急腹症中之腹痛亦有特点，应该详细辨别。首先从疼痛部位来看，最先疼痛和疼痛最剧烈的部位，一般多是病变所在部位。但要注意肠痈（阑尾炎）有转移性腹痛的特点，以及少数腹腔外脏器疾病，有反射引起腹痛的可能。其次不同性质的疾病，能引起不同特点的腹痛。故仔细了解腹痛的性质，常可帮助诊断疾病的性质。如突然发作，刀割火灼样疼痛，迅速波及全腹，多为空腔器官穿孔；阵发样钻顶样疼痛，则多是胆道，胰管或阑尾蛔虫症的特点；持续性胀痛，则可能是麻痹性肠梗阻，及实质性脏器肿胀所致；阵发性绞痛，向右肩背部放射者，可能为胆石症，向会阴部放射者，可能为尿道结石症；牵扯腰背者，要考虑全小肠扭转的存在。

总之，疼痛在外科病中是很重要的症状。它既是气血凝滞、不通的病理结果，又是正气抗邪的反应；既是疾病的信号，又是帮助医者诊断疾病的重要依据。一般来说，外科病以知痛为顺，多为易治之证；如病长日久，而不知疼痛或麻木不痛，多为重证阴证。对痛的辨别，不仅要通过问诊，还要运用望诊，触诊，反复探求，去假存真，要将痛的性质、部位辨别清楚，才能准确辨证。急腹症在确诊之前，禁用止痛剂，以免贻误病情。

（三）辨痒

风胜作痒：痒无定处，遍体作痒，时作时休，局部有抓痕，无明显渗液，不致化腐。

湿胜作痒：浸淫四窜，黄水淋漓，易沿表皮蚀烂，或有传染，越腐越痒。

热胜作痒：局部斑疹，焮红灼热而作痒，或痒痛并作，轻者发于暴露部位，重者遍布全身，甚则滋水淋漓，糜烂结痂。

虫淫作痒：浸淫漫延，黄水频流，状如虫行皮中，瘙痒剧烈，最易传染。

血虚作痒：皮肤干燥，脱屑作痒。

肿疡作痒：疔疮或痈疽初起，局部痒而木痛，这是毒邪炽盛，病情有发展的趋势，应当加以重视。

溃疡作痒：在溃疡将愈时，皮肉间感觉有如虫行，微微作痒，是气血流通，长肉生肌，将要敛口的佳兆。

总之，痒的原因不外风燥与湿热。风燥伤血，湿热生虫。痒为皮肤病中最常见最普通的症状。辨证要点须分清干

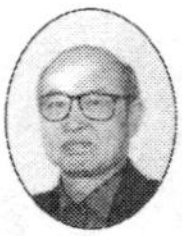

湿。在疮疡中所见较少，但疔毒走黄，疽证内陷之前常有痒感。如能注意，则可防患于未然。

（四）辨脓

有脓：疮疡上以手扪之软而热，按之应指者为有脓。

无脓：以手扪之坚硬不热，按之不应指者为无脓。

若按之半软半硬，为正在化脓，脓未全成。

若深部脓肿，不易以是否应指而辨识者，可用经消毒之注射器穿刺抽脓以确定之。

什么是应指呢？即以一手指指端，触按疮疡顶端，肿块较软，指起即复的为应指，指起不复的为不应指，若疮肿范围大者，可用双手相对试探之。

浅部脓：肿势高突，中有软陷，皮薄灼热焮红，轻按便痛而应指。

深部脓：肿块散漫坚硬，隐隐软陷，皮厚不热，或微热，不红或微红，重按始痛而应指。

非脓：疮疡上以手按之实而痛甚者，非脓也，内必有血。若发肿部软而不痛，非疮疡也，乃瘿肿。

至于脏腑肠胃内痈之脓诊断更困难，古人以诊脉等法进行辨认，亦有经验。如胃痈、肠痈其脉洪数者，脓已成。脉沉紧，脓虽未成，已有瘀血。肺痈，吐脓而止者，可自愈。肠痈，大便下脓血者，可自愈。以上诸法验证于临床，屡试屡验，实经验之谈，可供参考。

脓的性质——应从脓液的稠稀，色泽，气味等项分别观察，以及脓液的变化，综合分析，才能得出正确判断。

脓液黄白稠厚，色泽鲜明，略带腥味者，为元气较充，气血充实之顺证。如溃后先出黄白稠脓，次为桃花脓，而且

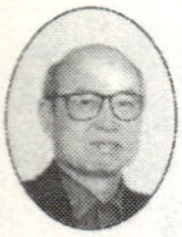

脓量渐减，为脓渐尽，疮渐敛的佳象。

脓液黄白质稀，色泽洁净，其味不臭，为气血双虚，尚不是败象。如脓液稀似粉浆或污水，或夹杂有豆腐渣样物质，而色晦腥臭者，是气血衰败，多为逆证、败证。若脓出毒泄，身凉者为顺证，若脓出身犹大热，乃是正虚邪盛，每多预后不良。

总之，脓为热盛，气血所化。脓宜稠厚，不宜清稀，色宜明净，不宜污浊。脓宜及时排出，不宜久久不泄；排脓则能泄毒。脓不外出往往穿膜着骨，引起变证。故应仔细辨别，及时排脓。虚者补之，或以刀针手术排之，实为外科必要之法。

四、辨善恶

五善七恶是外科临床上根据全身症状判断疮疡预后的重要特征。宋《太平圣惠方》第一次记载。经过千余年的反复实践，现在还仍有实用价值。下面是《医宗金鉴》所整理的原文：

心善精神爽，言清舌润鲜，不躁不烦渴，寤寐两安然。

肝善心轻便，不怒不惊烦，指甲红润色，溲和便不难。

脾善唇滋润，知味喜加餐，脓黄稠不秽，大便不稀干。

肺善声音响，不喘无嗽痰，皮肤光润泽，呼吸气息安。

肾善不午热，口和齿不干，小水清且白，夜卧静如山。

一恶神昏聩，心烦舌燥干，疮色多紫黯，言语自呢喃。

二恶身筋强，目睛正视难，疮头流血水，惊悸是伤肝。

三恶形消瘦，疮形陷又坚，脓清多臭秽，不食脾败难。

四恶皮肤槁，痰多韵不圆，喘生鼻煽动，肺绝必归泉。

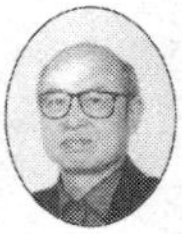

五恶时引饮，咽喉若燎烟，肾亡容惨黑，囊缩死之原。

六恶身浮肿，肠鸣呕呃繁，大肠多滑泄，脏腑败之端。（脏腑将竭）

七恶疮倒陷，如剥鳝一般，时时流污水，四肢厥逆寒。（阳脱）

“五善七恶”的实质何在呢？“善”是好，“恶”是坏。但此处均指疮疡的病理过程相对而言。所谓善候，亦非正常的生理状态，而只是在痈疽的发展中没有引起脏腑病变和全身症状，表现为神志清楚，食欲良好，睡眠安然，二便通调，身体轻便，呼吸等均大致正常。说明病在肌肤，病在局部，为阳证、实证。所谓恶候，大致反映二类情况。一类是疮疡发展过程中，由于正气不足，阴液受伤，而毒邪鸱张，内侵五脏，引起了一系列的全身症状。如邪火内炽，真阴受伤则烦躁，大渴，泄痢无度，甚则神志昏糊，言语呢喃；或者肝风内动，引起目视不正，瞳子上看，身体强直；或者胃虚脾败，则不能下食，服药而呕，声嘶色败，肢体浮肿等等。说明病已传里入脏，为阴证、虚证。第二类是疮疡有严重并发症。如消渴病、胃肠道霉菌感染和严重的全身性感染。如《外科正宗》说“五恶成消渴，随饮即随干，形容多惨黑”。又如疮陷色紫，汗出肢冷，心烦呕恶，神志昏糊等即全身感染的症状。

总之，我们在临床时，应该仔细辨别疮疡善恶，才能正确判断疮疡预后好坏，指导正确治疗。另外还要把全身症状和疮疡的局部症状之“顺逆吉凶”结合起来，综合分析，才能比较全面。

五、辨顺逆

辨顺逆，是通过疮疡局部症状的辨别，判断疮疡预后的好坏。凡疮疡在发生发展过程中，能按顺序出现应有的症状，就叫顺证；反之，凡不按顺序而出现不良症状的就叫逆证。顺证，预后多好，逆证表示预后较差。当然，这些局部之顺逆，必须与全身症状之善恶，综合分析，方能得出比较全面的预后判断。

（一）顺证

初期：由小渐大，顶高根活，色赤发热，疼痛渐增，根脚不散。

已成：顶高根收，皮薄光亮，易脓易腐。

溃后：脓稠黄白，色鲜不臭，腐肉易脱，肿消痛减。

收口：疮面红活鲜润，新肉易生，疮口易敛，知觉正常。

（二）逆证

初起：形如黍米，顶平根散，色黯漫肿，不热不疼。

已成：肿坚紫暗，不脓不腐，疮顶软陷。

溃后：皮烂肉坚，不腐无脓，时流血水，肿痛不减。

收口：脓水清稀，腐肉虽脱，新肉不生，色败臭秽，疮面不知痛痒，疮口久久不敛。若疮口日渐凸肿翻花，僵硬作痛，或起芒刺，奇形怪状者，多属癌肿凶象。

另外，任何疾病都是不断变化的，顺证可转逆，逆证能变顺。所以，遇到顺证，不可忽视，要促其早日痊愈；遇到逆证，也不惊慌，应及时救治，亦可能转为顺证治愈。

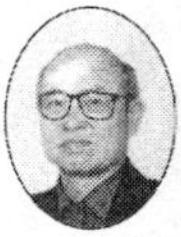

六、辨经络

辨经络在外科的诊断和治疗上，具有重要意义。首先通过辨经络可以分析疾病与脏腑所属的关系，预测其传变途径；其次，通过疾病所属经络，了解气血盛衰的一般规律，对于判断预后，指导治疗，都有重要作用。但由于这些具体内容在中医基础学中已详细讲述，本节仅就在外科上常见者，举例说明如下：

（一）依据疾病所在部位和经络在人体的循行分布，可以推求疾病所属何经，从而可按经用药。

疮疡生于面部和乳部：如面部疔疮、乳痈、乳疬等属足阳明胃经（乳房属胃经，乳头属足厥阴肝经）。

生于颈部两侧：如颈痈、瘰疬等多属少阳胆经。

生于颈项后部及背部：如有头疽之对口、发背、搭手等，正中者属督脉经，两侧者属太阳膀胱经。

生于手足心：手心属于手厥阴心包络经，足心属于足少阴肾经。

生于臂部：外侧属于手三阳经，内侧属于手三阴经。

生于腿部：外侧属足三阳经，内侧属于足三阴经。

生于胸胁部：如急性胆囊炎、化脓性胆管炎、缠腰火丹等属足厥阴肝经，足少阳胆经。

生于阴囊部：如囊痈、子痈（睾丸炎），属足厥阴肝经，足少阴肾经。

生于口部：如唇疔、唇痈等属足太阴脾经。

生于耳内部：属足少阴肾经。

生于鼻部：如酒渣鼻等属手太阴肺经。

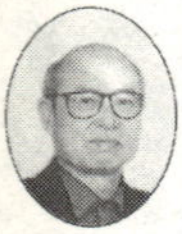

生于舌部：属手少阴心经。

在中医治疗中，有习惯所用引经药，用的恰当，能使药力直达病所，可收到更迅捷的效果。我们在疮疡内消阶段，常用者为：足太阳经用羌活，阳明经用白芷、石膏；少阳经用柴胡、青皮；太阴经用升麻；厥阴经用柴胡，少阴经用细辛。

（二）十二经络气血多少各有不同，所生疮疡转归不同，治法各异。例如，凡是气血俱多的经络，所生疮疡较易愈；气少者难于透发（发起透脓），应予补托；血少者难于收敛，应予滋阴养血；因厥阴、少阳两经并有相火，所生疮疡多难治。

关于十二经气血多少，历来颇有争论。大致如下，供参考。

1. 少气多血者有：手太阳小肠经，足厥阴肝经，足少阴肾经，足太阳膀胱经，手厥阴心包经等五经。

2. 多气少血者有：手少阴心经，足太阴脾经，手太阴肺经，足少阳胆经，手少阳三焦经等五经。

3. 多气多血者有：足阳明胃经，手阳明大肠经等二经。

附：五善七恶的源流及应用

五善七恶学说是宋人继承了前哲大量的实践经验，加以整理、提高，总结出来的。

我们祖先从对疾病有认识以来，对疾病的预后就开始有判断。对预后判断也是按照从个别到一般，从易到难，从低级到高级这个规律发展起来的。在春秋、秦、汉时代就开始有了散在的记载。如《内经·痈疽篇》说：“痈疽发于嗌

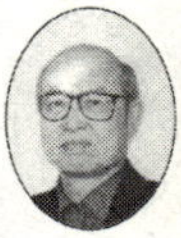

中，……脓不泻，塞咽，半日死”。“脑烁，其色不乐，项痛而如刺以针，烦心者，死不可治”等，是祖国医学最早的判断预后的记载。汉代张仲景《金匮要略》也有：“浸淫疮从口流向四肢者，可治，从四肢流入口者，不治”等。

南北朝《刘涓子鬼遗方》对判断疮疡预后有了显著的进步。他能从脓的色泽、多少；从疮形的局部症状；以及局部结合全身症状等多方面来判断预后。如“发脓青黑者死，白者尚可治”。“骨疽，脓出不可止，壮热碎骨六十日死”。“赤疽发股阴，软可治，坚死”。“丁疽三日，身肿痛甚，口噤如痉状，……不治，”等等。该书卷一，共有四十六条类似记载，可见当时已经积累了丰富的判断预后的指征。

隋代巢元方《诸病源候论·疽溃后候》中记有：“发疽溃之后有逆有顺。其眼白睛青黑而眼小者，一逆也；内药而呕者，二逆也：伤痛渴甚者，三逆也；髆项中不便者，四逆也；音嘶色脱者，五逆也。除此者并为顺矣。此五种皆死候。”很显然，这是宋代五善七恶的先河，其中几项内容都为宋人原文引用。

按：《灵枢·玉版第六十》已有此说。

在唐代《千金方》、《外台秘要》等巨著中，这类资料就更丰富而具体了。

宋朝，由于统治者特别重视医学的发展，官方几次组织编撰了规模宏大的医方总集，许多本非医生的人也从事医学的研究工作。像《苏沈良方》就是有名的政治家和文学家苏轼、沈括所撰。所以，宋人就有较好的条件，将历代医家判断疮疡预后的零星经验加以总结整理，概括为五善七恶。最初是《太平圣惠方》（公元 992 年成书）提出。《圣济总录》

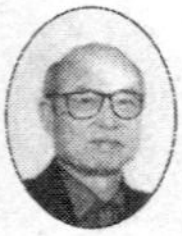

（公元 1118 年成书）也有记载。过了几十年《卫济宝书》又总结了一套五善七恶，但内容与前者大同小异，基本一致。

以后千余年来，历代医家对五善七恶的记载，互有异同，但从总的情况来看可分两大类。一类是以《太平圣惠方》和元代齐德之《外科精义》为代表；一类是以明代陈实功《外科正宗》和清代吴谦《医宗金鉴》为代表。两者主要区别在于：前者的症状是散在的，后者将五善七恶分别隶属于五脏。现将这两类说法，摘录于下：

《太平圣惠方》："时烦时嗽，腹痛喝甚，或泄痢无度，或小便如淋者，一恶也；脓血大泄肿焮尤甚，脓色败臭，痛不可近，二恶也；喘粗短气，恍惚嗜卧，三恶也；目视不正，黑睛紧小，白睛青赤，瞳子上看，四恶也；肩背不便，四肢沉重，五恶也；不能下食，服药而呕，食不知味，六恶也；声嘶色败，唇鼻青赤，面目四肢浮肿者，七恶也。动息自宁，饮食知味，一善也；便利调匀，二善也；脓溃肿消，水鲜不臭，三善也；神彩精明，语声清明，四善也，体气和平，五善也。"

《医宗金鉴》：从略（参见第一章第四节辨善恶）

这两种概括法各有长处：《医宗金鉴》按五脏善恶来论述，条理性强，容易记忆，但证之实际，病人的善候或恶象并非按其记述发生。《太平圣惠方》所述，似乎条理性不强，但确是总结了疮疡常见的和最易并发的全身症状。所以直至如今，这两种说法一直都在延用。由上述可见，五善七恶是长期的实践经验的总结，又经过了长期实践反复验证、充实，所以它源远流长，至今不衰。

我们在临床上应该如何正确应用五善七恶呢？我们先参

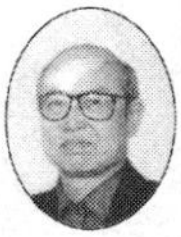

考一下古人很多正确的见解。齐德之认为治疗疮疡，必需辨别善恶，只有辨清善恶，才能推断预后，指导治疗。并提出“虚中见恶证者，不可救也，实证无恶候者，自愈”。进一步明确了素体本虚之人，出现恶候危害更大。陈士铎提出有五善证，即使疮疡形大，而病并不重，是吉祥之征；疮形虽小，而如有七恶证，其病实重，是凶恶之征。这说明，全身症状应与局部症状结合起来判断预后才更全面。还有的医家提出七恶之内，但见一二恶证，便应认真对待，方能化凶为吉，不然预后亦堪畏惧等等。申斗垣《外科启玄》则明确地说：“然疮有七恶，而视其皮肤紧急，脉无止数，微有神气，善令调摄者，亦可保其生命，此凶中变吉也。然疮虽有五善，见其肤肉缓，又不善令调养，多欲多劳，亦伤生命，此吉内生凶，后学者不可不知也。”此更清楚地说明善证与恶证并不是绝对的，而是可以互相转化的。从临床来看，互相转化是完全符合实际的。例如，普通化脓性感染所表现的症状多为善证，预后良好，但如迁延不治，或治不得法，如疔疮强力挤压排脓，过度掏挖脓栓，可造成脓毒扩散，变为走黄，而出现恶证。消渴病患者合并痈疽时，治疗不当，善证亦能转化为恶证。相反，有些恶证如经过积极治疗，也能转为善证。

当然，有些病的预后，现在看来还不能逆转，如舌岩、肾岩、失荣、乳岩等古称四大绝证。它们晚期一旦出现恶证则不易转为善证。但这也不应是绝对的。希望同道发奋努力，使之化凶为吉。

我们将五善七恶的临床应用归纳为如下四条：

一、医生临证，应该仔细辨别疮疡善恶，才能正确掌握疮疡的发展规律，判断疮疡预后好坏，正确指导治疗；

二、所谓善证，即病邪在肌肤局部、病微而邪轻，没有明显的全身症状，只要治疗及时，养息护理适当，预后自佳；

三、所谓恶证，即病邪传里入脏，出现严重的全身症状，多见于阴证、虚证，或有严重的并发症，故预后不良。但是若能仔细辨证，及时抢救治疗，也多能化险为夷，

四、不能刻舟求剑，要灵活应用。我们不仅要把全身症状和疮疡局部症状之“顺逆吉凶”结合起来，综合分析，而且还应将辨病与辨证有机地结合起来，就能更好掌握疾病的发展规律，更准确判断疾病的预后。

总之，五善七恶是历代外科医家从丰富的实践经验中总结出来的，直至今天仍有一定实用价值。我们应该进一步揭示其实质，以便于学习它，掌握它，从而更好地指导临床。当然，我们不应该拘泥于古人的“不治之症”、“死证”，而畏首畏尾。医学发展到现在，不论是中医，还是西医，对这些有严重全身症状的疮疡或是合并糖尿病及败血症等全身性感染的疾病，均已有一些可靠的治疗方法，来进行救治。

第五节　外科的治疗

外科治疗，分内治与外治两种。内治法，基本上与内科相同，但自宋元以来，外科专家根据外科疾患大多可分：初起、成脓、溃后三个阶段，逐步总结出了消、托、补三法。并多采用内外合治，形成了一套完整的治疗法则。1949 年

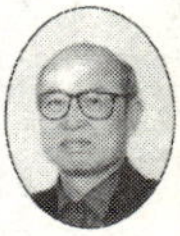

以后，中西医结合，扩大了外科治疗范围，特别是急腹症的治疗，取得了良好效果，丰富了外科治法，提高了疗效。在临证时，应该依患者的体质强弱，病因异同，疾病的性质和阶段，确立内治与外治的法则。

一、内治法

（一）消法

消法是用消散的药物，使初期尚未化脓的一切肿疡消散于无形。《内经》中所谓“坚者消之”，“结者散之”，“留者攻之”即消法之意。程国彭说：“消者，去其壅也，脏腑经络之间，本无此物，而忽有之，必为消散，乃得其平。”这是治疗肿疡初期阶段的总纲。本法可使病人免受溃脓、开刀之苦，缩短病程，故古人有“以消为贵”的说法。具体方法有解表、清热、疏肝、祛痰、和营、行气、温通等。在临床上，一般都应用于没有成脓的肿疡，但具体用法是极其灵活的，应根据临床症状，选择治疗方法。如：

1. 清热解毒法：就是用清热解毒的药物，使热毒消散，得以清解。《内经·至真要大论》说：“诸痛痒疮，皆属于心。”心主火，因此，清热解毒是外科的主要疗法，适用于痈、有头疽、疖、疔等证，不论初起，成脓，溃后凡有实火、热毒见证者皆宜使用；在急腹症中，凡热毒炽盛或热入营血之高热，烦躁不安，神昏谵语以及邪热迫血妄行而见吐衄发斑等出血证均可使用。这类里热证候，一般可分为气分郁热（里热轻证），毒热炽盛（里热重证），和热入营血三大类型。在皮肤病有热毒见症者，如脓疱疮、漆疮、药物性皮炎、严重得多形红斑等也均可使用。具体应用时可根据病情

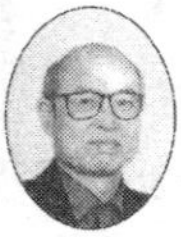

分别应用清热解毒、清热泻火、清热凉血和养阴清热等更具体的方法。常用药物如金银花、紫花地丁、蒲公英、菊花、连翘、黄芩、黄连等。常用方剂如仙方活命饮[1]，五味消毒饮[2]，犀角地黄汤[3]，白虎汤[4]，大黄牡丹皮汤[5]等。

2. 活血祛瘀法：用活血化瘀的药物，使经络疏通，血脉流畅，而达到疮疡消散的目的。适用于肿疡初期或溃疡肿块不消，有气血凝滞之证候者。在急腹症中活血祛瘀法，应用非常广泛，凡有瘀血见症，如：舌质紫暗，有瘀斑、瘀点，腹腔肿块和瘀血者，皆可用之。如①各类急腹症的早期——急性单纯性阑尾炎，急性单纯性胆囊炎等。②各种类型的包块——炎性包块，出血性包块，腹腔的包裹性积液，阑尾周围脓肿，腹腔脓肿，胰腺假囊肿，子宫外孕的血肿包块等。③出血性疾病——子宫外孕破裂，消化道出血，血尿等。治疗时不能纯用止血药，因瘀血不去，出血难止；瘀血不去，新血难生。所以在止血的同时要配用活血化瘀之品。④在胆道结石，泌尿道结石的排石治疗过程中，亦常需配用活血化瘀药。在皮肤病中凡有瘀血症状者，如皮肤结节（结节性红斑等）、赘生物（疣、瘤等）、肿块（基底细胞癌、鳞状上皮癌等）、毛细血管扩张（酒渣鼻、紫癜等）以及局部肥厚、硬化性皮损等皆可应用。常用药物如：归尾、赤芍、川芎、桃仁、红花、郁金、丹参、三棱、莪术等。常用方剂如：桃红四物汤[6]、少腹逐瘀汤[7]、复元活血汤[8]等。

3. 理气解郁法：用疏肝理气的药物，使气机条达，气血调和而使肿块消散，疼痛减轻。应用于气血凝滞之肿痛和肝气郁结所致疮疡。如：在外科中最为常见的肿与瘤，多是气血凝滞的结果。又如结块坚硬，皮色不变，推之活动，能

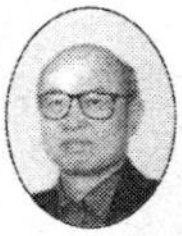

随喜怒而消长等证候，多为肝气郁结所致。在急腹症中，本法常用于：①胃肠和胆道功能紊乱，表现为腹痛，胁胀，呕恶，反胃，时发时止，且无热象的肝胃气机不利等。②各种早期炎性急腹症，表现为气滞血瘀为主而无明显热象者。③在通里攻下，活血化瘀时也常需配用理气药，每能加强疗效。常用药物如：香附、木香、枳壳、厚朴、半夏、川楝子、青皮、陈皮、乌药等。常用处方有：逍遥散[9]，舒肝溃坚汤[10]，金铃子散[11]，粘连松解汤[12]等。

4. 温通法：用温热散寒，通经活络的药物，使阴寒凝滞之邪得以消散。应用于风寒痰湿侵入筋骨，阳气失和，疮形平塌漫肿，不红不热等证，如脱疽、附骨疽等。常用药物如附子、麻黄、桂枝、白芥子、细辛、川芎等。常用方剂主要有阳和汤[13]和独活寄生汤[14]等。

5. 通里攻下法：是用泻下的药物，使蓄积在脏腑内部的邪毒，得以疏通排出。应用于疮疡初期或中期，表证已解，热毒入腑，具有便结里实的证候者。在急腹症中应用范围非常广泛。如：①各种急性肠梗阻，只要无血运障碍者，都可试用。②各种腹腔急性炎性疾病，像急性阑尾炎、急性胰腺炎、胆道感染、胆石症等，凡出现里实证者，都可用下法，每每大便得利则病减。《内经》就有“诸痛属实”，“痛随利减”的论断。另外驱虫时或腹部损伤而无大出血时，亦可配合通下法，能够收到排虫和消除瘀血，减轻疼痛的效果。在外科中用攻下法时一般常用寒下法和润下法，温下法使用较少。凡有里实热证，如伴有疼痛剧烈，口干饮冷，壮热烦躁，呕恶便秘者，宜用寒下或配合清热解毒药物。若阴血虚，肠燥便秘，伴有口干食少，脘腹痞胀，舌干质红，脉

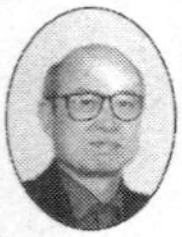

细数者，宜用润下法。常用药物，寒下者有大黄、芒硝、番泻叶、甘遂等；润下药有火麻仁、郁李仁、当归、肉苁蓉、桃仁等。常用方剂有大承气汤[15]，大柴胡汤[16]，内疏黄连汤[17]，凉膈散[18]，润肠汤[19]等。

6. 解表法：运用发汗的药物，使停留于肌表的毒邪，随汗而泄，从皮肤而解，从而达到疮疡消散的目的。即《内经》所谓“汗之则疮已”。本法适用于疮疡初期或其他各期以及皮肤病中凡有表证者。解表分为辛凉解表和辛温解表两法。辛凉解表，适用于外感风热的表热证，如疮疡焮红肿痛，恶寒轻，发热重，口渴，小便短赤，苔薄黄，脉浮数者。或在皮肤病中出现皮疹色红，泛发全身，瘙痒难忍等症状如风疹块。常用药物有银花、连翘、薄荷等。常用方如牛蒡解肌汤[70]、疏风清解汤[62]。辛温解表法适用于外感风寒证。如疮疡肿痛，恶寒重，发热轻，无汗，头痛身痛，苔白，脉浮紧者。或在皮肤病中有疹块色白，剧痒，恶风怕冷，遇寒则剧的风疹块。常用药有麻黄、桂枝、荆芥、防风等。常用方如荆防败毒散[129]等。

7. 祛痰法：运用祛痰、化痰的药物，配合其他方法使痰湿凝滞之疮疡，达到化痰软坚消肿的方法。在外科中祛痰法虽然不是主要的方法，但亦经常用到。凡是痰浊留滞于肌肉及经隧之内，如瘰疬、颈痈、乳癖、乳疬等，均可配合此法治疗。临床上一般有疏风化痰、解郁化痰、养营化痰等法。常用药如夏枯草、牛蒡子、瓜蒌、海藻、昆布、海浮石、贝母等。常用方如牛蒡解肌汤[70]、逍遥蒌贝散[83]、香贝养荣汤[94]等。

8. 理湿法：运用淡渗、温燥等药品清除湿邪的方法。

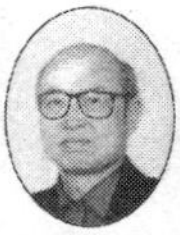

在外科中单纯之湿病较少，多与它邪结合而侵犯人体，如湿热、风湿、寒湿等。因此理湿之法，也少单独使用，必须结合清热、祛风、散寒等方法。常用药有萆薢、苡仁、茯苓、苍术、车前子等。常用方如萆薢渗湿汤(130)，五神汤(60)、龙胆泻肝汤(88)等。

（二）托法

托法是用补益气血的药物和透脓的药物，促使疮疡脓出毒泻，肿痛消退。即“托者起也”的意思。它包括透脓法和补托法两种具体治法。

1. 透脓法：用透托的药物使疮疡毒邪移深就浅，早日成脓，不致脓毒旁窜深溃，而早日出脓的方法。应用于肿疡，正气不虚，邪气结聚，形症已成，毒邪深沉散漫，不能高突成脓者，或脓成不溃者。常用药物有穿山甲、皂角刺等。在内痈中脓成者，可加用消痈排脓药物，如阑尾炎中加红藤、败酱草，肺脓疡中加鱼腥草、冬瓜仁等。常用方剂如透脓散(20)。

2. 补托法：用益气补血的药物，使正虚者不致毒邪内陷，尽早出脓泄毒，肿消痛止的方法。适用于肿疡毒势亢盛，正气已虚，不能托毒外出，以致疮形平塌，根盘散漫，难溃难腐，或溃后脓水稀少，坚肿不消，并出现身热，精神不振，脉数无力等症者。常用药物如：党参、黄芪、白术、甘草等。常用方剂如托里消毒散(21)等。

（三）补法

凡能滋补人体阴阳气血不足，从而消除或减轻一切虚损证候的方法，称为补法。也就是《内经》所说：“虚则补之”，“损者益之”的意思。适用于疮疡溃后，毒邪消退而正

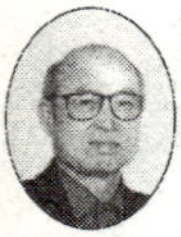

气不足者。症见脓水清稀，肉芽不生，久不敛口等。也有少数疮疡虽然未溃，但正气已虚者，如某些慢性疮疡及消渴、肺痨而并发痈疽者。在急腹症中，多用于疾病后期，腹部手术后及年老体弱出现阴阳虚损，气血不足之象者。在皮肤病中阴虚、阳虚者尤为多见，如系统性红斑狼疮、皮肌炎、硬皮病等。

补法种类很多，如补阴法、补阳法、补气血法、健脾胃法等。常用方剂如，四君子汤[22]，四物汤[23]，八珍汤[24]，六味地黄丸[25]，肾气丸[28]等。病情有单纯的气虚或血虚，阴虚或阳虚，但也有气血双亏，阴阳互伤。所以具体应用补法也应该是辨证施治，灵活使用。应当注意的是如果毒邪炽盛，正气未衰之时，若用补法，不仅无益，反而有助邪之弊，所以一定要掌握好适应症。

以上三法是外科内治的一般规律。但病情的变化是错综复杂的，往往需要数法合并使用，因此在临证时，当须机动灵活，根据全身和局部情况，按病情的发展和变化，抓住主要矛盾，辨证用药，才能收到显著效果。

外科治法要点：

在熟练掌握上述三法的同时，作者认为外科多急证、重证，下述治法三要点，更值得注意。

1. 重视初诊。“先入为主”这是客观规律。医者对病人初诊的印象深刻，经过四诊合参，得出结论，确定了治疗法则。这对治疗疾病全过程影响极大。如果没有特殊的新发现，临时改变治则是困难的，而且是没有好处的。再者，如果初诊错误，则贻误病机，每使轻病转重，重者致危，给患者带来痛苦。所以，应该重视初诊。怎么样进行初诊呢？我

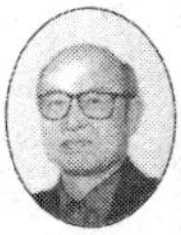

认为一般应该包括下列各项：详细了解病史；确实审清病因；重视主诉；全面查体；对外疡的局部症状更应仔细观察；望问闻切四诊合参；有条件者应该结合西医诊断；然后进行综合分析，就是辨证；最后确定治疗法则，处方用药。每一个环节都不能有半点疏忽大意。

2. 善于守法。对疑难大症和慢性病，如临床常见的脱疽、腨病（静脉炎）、胆石症等，在正确的初诊基础上，必须勇于守法，善于守法。如果患者的基本病变没有改变时，就不应该随便易方。因为这些疾病乃日积月累，形成痼疾，其愈也不易。患者求其速愈，若医者心中无数，轻易更方，必然延长病期，甚至加重症状。这是必须注意的。

3. 胆大心细。对急症、重症要胆大心细。如临床上处治常见的急腹症，疔毒走黄和疽证内陷等必须胆大心细。首先要明确诊断，准确辨证，做好应急准备，有必胜的把握时，大胆处治，及时使用重剂，以力挽狂澜之势，收起死回生之效。当然在大胆论治同时，还必须周密地观察病情变化。必要时，采用中西医两套抢救措施如针灸、服药、输血、输氧以及手术等，均是挽救病人于危亡的有效手段，不应该强分中西。总之，对疾病有真知灼见，有必能治愈的把握是胆大的前提，严密观察，细心处治是胆大而成功的保证。

二、外治法

中医外科外治法是运用药物和手术，直接施于病者机体外表或病变部位，以达到治疗目的的一种方法。

外治法的运用，同内治法一样，也要进行辨证论治。根据疾病发展的不同过程，不同证候，选用不同的治法和方药。在疮疡的发展过程中，一般可分为初期、成脓期和破溃期，外治法也可以相应地分为箍围消散法、透脓祛腐法、生肌收口法三大法。兹将临床常用而有实效的方法简述如下：

（一）箍围消散法

箍围消散法是运用活血、行气、祛风、解毒、消肿、定痛等药物，使疮毒收束，不致扩散。证势轻者就可消散，证势重者可使毒气结聚，疮形缩小高突，促使早日成脓和破溃的方法。如果疮疡破溃后，但余毒未消，也可用本法来消肿，截其余毒。如果本法运用成功，能使疮疡消散于无形，缩短疗程，是最为理想的方法。所以它在外治法中占有重要位置。

适应症：凡疮疡初起，或肿势散漫不聚，而无集中之硬块者，均可使用本法。

痈疽阴阳各异，所生部位不同，药性寒热有别，在具体应用时，又当随证选用，效果才好，具体用法如下：

1. 阳证：凡疮疡初起，红肿热痛，烦渴，脉数有力等，可敷药性寒凉，功能清热消肿，散瘀化毒的如意金黄散(27)，玉露散(28)；或贴药性清凉，功能消肿，清火解毒的太乙膏(29)，千锤膏(30)等，或同时掺红灵丹(31)，阳毒内消散(32)；或以清热解毒，消肿散结之剂，煎汤淋洗，如溻肿升麻汤(33)，或浅静脉炎洗剂(34)等。

2. 阴证：凡疮形平坦漫肿，色暗不痛，不红不热，脉象微软细弱者，可敷药性温热，功能温经活血，散寒化痰的回阳玉龙膏(35)，或贴功能温经和阳，驱风散寒，化痰通络的阳和解凝膏(36)，掺以破坚化痰，散风逐寒的阴毒内消

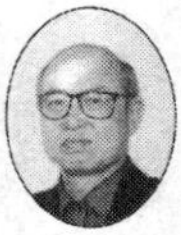

散[37]和桂麝散[38]；或以温经散寒，化痰通络的汤剂淋洗，如升麻溻肿汤[39]，椒艾洗药[40]等；或用附子饼灸法。

3. 半阴半阳证：凡疮形肿而不高，痛而不甚，微热微红，脉虽洪数而无力者，可敷药性和平，功能行气疏风，活血定痛，散瘀消肿的冲和膏[41]；或以活血散风，通络消肿的汤剂洗涤，如深静脉炎洗剂[42]等。

各种剂型的选择方法：①箍围药，使用方便，适应性强，应用范围广，只要所患部位能够固定所用药物即可选用。②膏药，运用方便，药力持久，便于收藏携带，一般可以通用，但有的患者，有过敏反应，生“膏药风”，则应改换他法。③熏洗剂方法简单，运用方便，病变范围广大者更为适用。④掺药使用灵活而方便，对于病情较重，单用一种药物，力量不足者，加用本药，可以加强疗效。

箍围药的调制法：先将按方配制的药品制成粉末，然后根据病情的变化不同，分别调制。大抵以醋调的，取其散瘀解毒；以酒调的，取其助行药力；以葱、姜、蒜捣汁调的，取其辛香散邪；以菊花汁、银花露调的，取其清凉解毒；以鸡子清、蜂蜜调的，取其缓和刺激；以油类调的，取其润泽肌肤。

箍围药的敷贴法：用于疮疡初起消散时，应敷满整个病变部位，溃后余肿未消的，应敷于患处四周，不要完全涂布，敷药范围应超过肿势的范围。

（二）透脓祛腐法

透脓祛腐法是用手术方法和提脓祛腐的药物，制成适当剂型，促使疮疡内蓄之脓毒，早日排出，腐肉迅速脱落的方法。古称“追蚀法”。《外科精义》说：“盖疮疽脓溃烂之时，

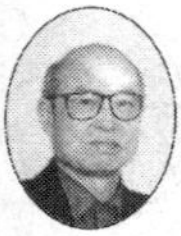

头小未破，疮口未开，或毒气未出，疼痛难忍者，所以立追蚀之方法，使毒外泄而不内攻，恶肉易去，好肉易生也。”说明本法是肿疡后期，溃疡早期的一种基本方法。大致包括开刀法，结扎法，腐蚀药疗法，药捻法等。

适应症：凡肿疡后期，脓毒不泄及溃疡初期，脓栓未落，死肌腐肉未脱，或脓水不净，新肉不生或形成瘘管，久久不愈者，均可选用本法。

1. 开刀法：是运用器械，对脓肿进行切开手术，从而达到疮疡毒随脓泄，去除病灶，消肿止痛，逐渐向愈的目的。否则脓毒内蓄，侵蚀好肉，甚至腐烂筋骨，穿通脏腑，有造成生命危险的可能。所以开刀法是重要的一种治疗方法。

切开手术注意事项：

（1）脓未成熟，不宜切开。开生刀，徒伤气血，脓反难成。

（2）切口不宜过小，切口应在脓肿的较低处。

（3）切口应避开主要血管及神经等所在部位，以免损伤。

（4）关节部位，应谨慎开刀，以免关节不利，在胸胁腰腹等部，更应注意，不可深开，以免损伤内膜，造成危险。

（5）应严格消毒，忌粗暴操作。

另外还有火针法，烙法，砭镰法等古代有很多记载，现在应用较少，或仅用于个别病证，此处不再详述。

2. 结扎法：是一种去腐除瘤的手术疗法。古代曾被外科广泛采用。如《外科正宗》载有用头发线结扎脱疽。《景岳全书》：“珠丝缠法，可治瘤赘。其法取蛛丝捻成粗线，缠

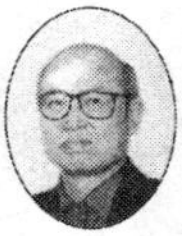

扎其根，数日，其丝渐紧，根渐细，屡易屡细，不数日竟成脱落。”但现已少用或不用。在痔漏的治疗上，目前有发展了的挂线法和结扎法，尚有很大实用价值。（具体方法在痔漏中专门介绍。）

3. 腐蚀药疗法：在目前，代刀破头法，已逐渐少用，但如代刀散[43]、咬头膏[44]等，仍然为体弱病人或畏惧手术患者的妥善治法。枯蚀法，如枯痔钉[45]等治疗痔疮，疗效仍然很好。用于溃疡提脓祛腐的药物，可分为含汞和无汞两大类型。含汞的主要药物是白降丹[46]和红升丹[47]（当前常用的是小升丹又名三仙丹[47]），这些药物腐蚀性强，药性太猛，须加赋形剂使用，常用的方剂如九一丹[48]、七三丹[49]、五五丹[50]、九黄丹[51]等。不含汞的腐蚀药如黑虎丹[52]等，对于对汞剂有过敏者，使用本类药物更为适当。

注意事项：本类药物都属刺激药品，凡对药物有过敏者，应禁用。如患于眼部、唇部等处，也应慎用。红升丹[47]如能陈久应用，则可使药性缓和减少患者痛苦。

4. 药捻法是将腐蚀药制成药线或药捻，易于插入细小的疮口中，或瘘管内，发挥提脓祛腐，引导脓水外流的方法。适用于溃疡疮口过深太小，脓水不宜排出者（特别是瘰疬），或已成瘘管者。常用的药捻有三品一条枪[53]，能腐蚀瘘管，也可以化去内痔，攻溃瘰疬。药线一般用桑皮纸、白麻纸等搓成线状，外黏药物，或将药物预先放在纸条内裹好，捻成线状。如五五丹药捻[50]、白降丹药捻[46]等。药捻插入疮口中，疮口外应留一部分，便于下次换药取出。脓水将尽时，即不应再插药线。

5. 止血法是运用具有收涩凝血的药物，促使患处血液

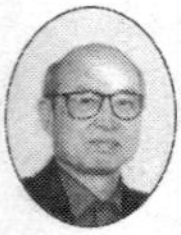

凝固，达到止血的方法。主要适用于溃疡出血和创伤出血。常用的药物有桃花散[54]和如圣金刀散[55]。前者用于溃疡出血，后者多用于创伤出血。但这两种药物止血力均较弱，临床常用三七粉外敷或云南白药[56]外敷止血。

注意，本法仅用于小血络出血，若大出血者可用烙法、结扎法及外科手术法止血更为可靠。

（三）生肌收口法

生肌收口法是用能促进生肌长皮的药物，使疮口迅速愈合的一种外治法。生肌收口应从整体出发，如《外科理例》说："生肌之法，当先理脾胃，助气血为主，则肌肉自生。"说明了脾胃健壮，气血充沛，则毒尽自敛，乃水到渠成的自然现象。若病久体虚，机体的再生能力低下，生肌收口就缓慢。因此，生肌收口法是处理溃疡最后愈合的一种基本方法。

适应症：凡溃疡腐肉已脱，脓水将尽的时候，肉芽生长迟缓者，均可用本法。

生肌收口的方药很多。偏于生肌的有生肌散[57]，生肌玉红膏[58]；偏于收口长皮的有生肌象皮膏[59]等。不论阴证、阳证一般可以通用。但有两点应当注意：①如果局部脓毒未清，腐肉未落时，若骤用生肌收口药，则不仅无益，反增溃烂，延缓治愈，甚至引起迫毒内攻之变。②如果溃疡肉色灰淡而少红活，新肉生长缓慢，则宜配合内治补养，其效方速。

以上三法，是外治法中的一般原则。还有些方法已经不用，有些是少数医生使用，或用于个别疾病的。如挂线法、薰法、药筒拔法、神灯照法、灸法等，就不在此多述了。还

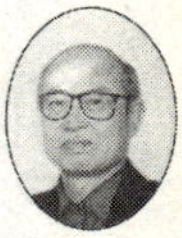

有些药物具有清热解毒，提脓祛腐，生肌收口等综合作用，可以通用于疮疡全过程，如太乙膏[29]、千捶膏[30]等，并可以配合其他药物，发挥遮风护肉，固定药物的作用。

第二章　疮　疡

第一节　疖

疖是常见的一种外科病，是生于皮肤浅表的急性化脓性疾病。其特点是色红、灼热、疼痛，突起根浅，出脓即愈。在抗生素和磺胺类药物问世以来，疖病的治疗明显进步，疖的发生也已显著减少。但仍有一部分病例，不能得到很快治愈，特别是多发性疖，就不容易治疗。它此伏彼起，反复发作，在病例中可以找到反复发作，几年不愈的病人。这种多发性疖的病因多为外受风热火毒，内蕴湿热或者气血亏损，毒气留连皮腠所致。

一、辨证论治

多发性疖一般可分两种类型。

（一）湿热型

在身体各处，散发疖肿，以臀腿部为多，疮数不定，一处治愈，别处又起，反复难痊。苔黄或黄腻，脉濡缓或微数。证属湿热毒气，留连皮腠，亦与素体气血亏损有关。治宜清热利湿，和营解毒。方用五神汤[60]加减。处方：

地丁15克　野菊花12克　金银花15克　川牛膝10克　车前子（另包）10克　赤芍10克　六一散10克　水煎服。

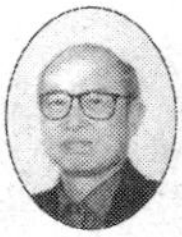

待其疖肿脓出愈合之后，继以补气、和营、解毒治其本。方用四妙汤[61]加减。处方：

当归15克　金银花15克　黄芪30克　甘草10克　赤芍10克　苍术10克　水煎服。

外用如意金黄散[27]敷患处，或用太乙膏[29]外敷。

（二）风火型

多在颈后部生疖。故又名“发际疮”。初生形如黍豆，顶白肿起，红赤坚硬，痛如锥刺，破溃后出脓而愈，但此消彼起，反复发作，胖人更不宜痊愈。破溃出脓，时破时敛，经年累月，虽无多大伤害，但痛痒缠绵，深为痛苦。证为风热上受，火毒蕴结营分，久之气血受损。初宜疏风活血，清热解毒。方用疏风清解汤[62]内服。

若兼有大便秘结，舌红，苔黄者，加酒军；若肿势已消，脉证和平者，可用防风通圣丸[63]表里双解，清其余毒以善后治疗。

外用三黄膏[64]外敷，或用金霉素1.25克、红霉素1.25克、强的松25毫克、扑尔敏2克，共研细面，凡士林适量调敷患处。

二、医案举例

常某，男，56岁，太原人。1978年2月15日初诊。

发际疮反复发作已半年多，用青霉素、链霉素、庆大霉素治疗效果不佳，中药清热解毒，通里攻下也不能控制复发。颈后发际上下，疖肿此起彼伏，时而脓肿，时而稍消，已愈者疤痕累累，未愈者红肿热痛，缠绵难愈。苔薄黄，脉弦数。诊为风热外受，上攻太阳之经，内蕴湿热。治宜疏风

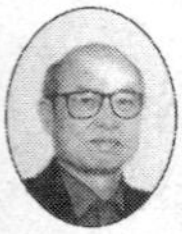

活血，清热利湿。方用疏风清解汤[62]加减。处方：

当归30克　赤芍30克　防风10克　羌活10克　金银花24克　黄连10克　苍术10克　薏苡仁6克水煎服，并将药渣煎汤清洗患部。

外用强的松、扑尔敏、金霉素等软膏外敷。共服中药十剂，痊愈。至1980年2月随访，未再复发。

按：疖相当于现代医学之毛囊炎。一般治疗比较简单而易愈。但多发性疖，欲要根治，颇为困难。自拟出疏风清解汤之后，治上焦风热所致之疮疡屡屡获效。据近年来药理实验证明本方之药品有消炎、抗病毒、抗过敏等综合作用。在此启发下又配合消炎抗过敏软膏外用，效果更好。当然，疖病除与细菌感染之外，是否还有过敏因素存在，尚待继续研究。

附：历代文献

1. 唐·《千金方》："凡肿根广一寸以下名疖，一寸以上名小痈。"

2. 明·《证治准绳》："疖者初生突起，浮赤而无根脚，肿见于皮肤间，止阔一、二寸，少有疼痛，数日后即微软，薄皮剥起，始出清水，后自破脓，脓出即愈。"（似为汗腺疖）

3. 明·《外科启玄》："疖者，节也，乃时之邪热感受而成，故形小，至大不过二、三寸者是也。"

4. 清·《外科大成》："痤者，疮疖也，大如酸枣，赤肿而有脓血。"（痤亦为疖之类）

5. 清·《外科证治全书》："湿热怫郁，先见红晕，次发

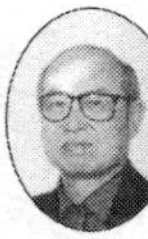

肿痛，患不满寸，名曰疖毒。”（似为疖肿或小蜂窝组织炎）

第二节 疔 疮

疔疮是一种常见的急性化脓性疾患，发病迅速，危险性较大。其初起形小而根深，如钉之状，故名为“疔”。此证随处可生，但多发于头面和手足。如治疗不当，常易发生走黄而危及生命，手足疔疮则易损伤筋骨，影响功能，如若毒气走散，往往流于经络而成流注。

疔疮之名，其来已久，《内经·生气通天论》说：“膏粱之变，足生大疔。”虽与现在疔疮含义不尽相同。但在《中藏经》已将面部疮疡，定名为疔，分为五类，分属五脏。便是现代疔疮的最早记载。唐宋以来，一般分十三种疔疮。但名称各异，原因亦殊。至明清，疔疮名称更多，过玉书的《治疔大全》囊括古今，罗列百余种疔疮。足见古代疔疮范围之广了。现在根据发病部位和性质不同，可分为以下五种：①颜面部疔疮，包括面部、耳道、鼻腔，牙龈等疖肿。②手足部疔疮，主要是手足部感染。③红丝疔，即急性淋巴管炎。④烂疔，大体相当于“气性坏疽”等病。⑤疫疔，即皮肤炭疽之类，属传染病的范畴，此处从略。

疔疮乃火毒之证。其病因或由恣食膏粱厚味，脏腑蕴热蓄毒；或受四时不正之气；或由皮肤破裂，毒邪乘隙侵入；或中蛇蛊及疫死牲畜之毒，以致毒邪内结，留于经络之中，阻于皮肉之间而成本病。

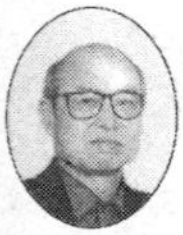

一、辨证论治

（一）辨证

1. 颜面部疔疮：面疔初起形如粟粒，上有白色疮头。形虽小但根深坚硬，如钉之状。重者恶寒发热，口渴思饮，尿赤，便干，舌红，苔黄，脉滑数。继则肿势逐渐扩大，麻痒木痛，以鼻下口角的危险三角区最为严重。如唇疔、人中疔等容易引起脓毒入里而“走黄”。若兼挟风邪者，则浮肿扩展迅速，肿处不起硬块，肤色多不变，按之不硬，兼有形寒身热，肢节酸楚等全身症状。后期，如顶高根软脓清，疔根排出，肿消痛止者，是为顺证。如果疮顶内陷，色黑无脓，肿势扩散，壮热烦躁，呕恶口渴，神昏谵语，脉洪舌燥者，系“走黄”逆证。

2. 手足部疔疮：手足部疔疮常有轻微刺伤或倒甲的病史，初起多无头，麻木作痒，色赤或紫，半隐半露，坚硬肿胀，由于局部组织致密，知觉灵敏，所以肿势常能扩大到手背、足背部位，痛似锥刺，其痛连心。在化脓过程中，疼痛更甚，日夜不能安寐，往往引起臖核（即淋巴结发炎之肿块）或红丝疔（即淋巴管发炎之红肿索条状物）。如果患部中软应指者，这是内已成脓。全身症状亦相应出现。有的形寒发热，有的仅轻度恶寒。如果伴有高热呕恶等症状，则为走黄的先兆。后期一般脓出黄白稠厚，逐渐肿消痛止，趋向痊愈。若患于指尖顶端及骨节等处者，容易伤筋损骨。其化脓时间须经过 1～2 星期，破溃之后，若脓水经久不尽，其味臭秽，则可能并发附骨疽（骨髓炎）。

3. 红丝疔：本病多在指（趾）等处有原发病灶，初起

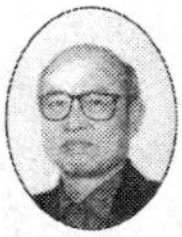

时形似小疮，逐渐发生红丝。在手者可上攻至肘，甚或腋下；在足者上走胫股；在头面者则多下窜颈项。流窜颇快，古有“根行如箭”之说。状如红丝线一般，轻者细，重者粗，坚硬，有压痛。所属淋巴结亦会肿大。轻者无全身症状，重者可有恶寒发热，头痛，甚者亦可引起心神恍惚，烦躁，谵语等“走黄”险证。

4. 烂疔：烂疔是一种容易腐烂的疡科大证，多发于足部。大致相当于现代医学的“气性坏疽”。烂疔初期，多在皮肤破损处，感觉胀痛，伤口周围呈暗红色，旋即迅速蔓延成片，状如丹毒，寒战后继发高热，体温上升常达 40℃以上，头痛，神昏谵语，多数病例在发热一昼夜后，身热略降至 38～40℃之间，神志时清时昏，烦渴引饮，食欲不振，小便短赤，脉洪滑数，苔黄焦燥。继则患处灼热，疼痛剧烈，皮肤上形成大水泡，破溃后流出淡棕色浆水，有时带有气泡。此时肌肉大部分已腐坏，脓汁恶臭，四周变为紫黑色，中心部有紫红色或浅黄色死肌，如煮熟之牛肉。其疮面略带凹形。正如唐代孙思邈所说：“烂疔其状色稍黑，有白瘢，疮溃有脓水流出，大小如匙面。”若能正确治疗，则身热渐退，患处四周红肿消失，腐肉与正常皮肤分界明显，并在分界处流出臭脓者，为好转之征，而后腐脱新生，即使疮面甚大，也不难收口而愈。若身热不退，持续昏迷，患处腐烂及肿势继续蔓延不止者，1～3 日内即容易走黄（全身性严重感染）而死亡。

（二）治疗

疔疮乃火毒之证，治疗原则：内治以清热解毒为主，外治以去腐拔疔为要。

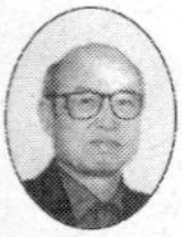

内治：一般疔疮初期、中期治宜清热解毒为主。方用五味消毒饮[2]加黄芩、黄连、半枝莲、紫草、丹皮、赤芍。

如有恶寒发热者，加服蟾酥丸[65]驱毒发汗；火毒炽盛，肿势扩散，坚硬无脓的，加梅花点舌丹[66]以解毒消肿，大便秘结者，加大黄、瓜蒌；神昏谵语者，加紫雪丹[67]。烂疔兼有湿邪为病，可用五味消毒饮[2]合犀角地黄汤[3]加苍术、防己、萆薢、甘草利湿消肿。黄疸者，加大黄、茵陈。

“疔无消法”古有定论。因为大部分疔疮，一旦形成则不会消散，妄用消散之品，反易引起毒邪走散。面部疔疮挟有风邪者，必须用疏风解表药时，也应谨慎，仅在大队清火解毒药中，佐入一二味即可。疔疮后期，脓毒已泄，一般都肿消痛减而向愈。故一般不用补法。

外治：一般疔疮初期外敷如意金黄散[27]；中期外敷珠峰除疔散[68]，若是红丝疔则应以刀尖或三棱针，沿红丝行走的路径，寸寸挑断，微令出血以泻热毒；烂疔皮色暗红时，可以玉露膏[28]外敷，如皮色紫黑，可加掺蟾酥合剂[69]，或以烧酒调涂患处。若是手足部疔疮，成脓后应从指（趾）旁边直线切开排脓、以免损伤肌腱、神经等。疔疮后期，腐肉脱落后可改用生肌散[57]掺之，并用生肌玉红膏[58]盖贴。

总之，疔与疖都是体表小的化脓性疾患。但疖轻疔重；疖为热毒引起，疔为火毒所致；疖可生于体表任何部位，疔多生于面部和手足；疖势缓，而不致“走黄”，疔势急，而容易引起“走黄”；此为二者的基本区别。治疗疔疮，有些事项必须注意，如：①疔疮初起，脓未成熟者，疮头不宜刺破，更忌挤压；②忌辛辣发物；③疔疮为火毒实热之证，不宜发散、补托，忌用黄芪、党参、当归、白芍等补气血之

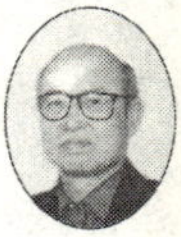

品，这是治疗的特点。

二、医案举例

王某某，女，26岁，工人，太原人。1980年4月14日初诊。

左手拇指指甲周围红肿焮痛二天，昨晚有跳痛感，内服四环素未减轻。无寒热，心烦，指甲下尚无脓。舌红、苔黄，脉滑数，此乃沿爪疔。证属火毒凝结肌肤所致。治以清热解毒。方用五味消毒饮[(2)]加减。处方：

金银花30克　连翘15克　紫背天葵15克　夏枯草10克　地丁30克　野菊花15克　赤芍12克　生甘草10克　3剂水煎服。

外用0.5%高锰酸钾溶液浸泡患指，每次30分钟，一日两次。

二诊（4月17日）：患指红肿略消，仍痛。上方继服三剂而愈。

按：沿爪疔即现代医学所谓甲沟炎。如脓成者，多需剪除指甲方易排脓泄毒而愈。如脓未成者，亦多因外用药，以有指甲隔阻，不易收效。我们在临床上发现用高锰酸钾溶液温洗浸泡，配合内服清热解毒之剂，对早期患者，多能收到良好效果。本案即是一例。

附：历代文献

1.《素问·生气通天论》：“膏粱之变，足生大丁。”（泛指大的重的外疡，非“疔疮”之“疔”。）

2.《中藏经》将面部疮疡，定名为疔。并说：“皆由喜怒忧思，冲寒冒热，恣饮醇酒，多嗜甘肥，毒鱼炸酱，色欲

过度之所为也。蓄其毒邪，浸渍脏腑，久不摅散，使变为疔。”“五疔之候，最为巨疾。”（论说病因较全面）

3. 元·《外科精义》：“丁肿初发时，突起如丁盖，故谓之丁，令人恶心恶寒，四肢强痛，一、二日疮变为焦黑色，肿大，起根硬，刺之不觉痛，皆其候也。”（描述症状较细致）

4. 《刘完素六书》：“红丝疮，其状如线或如绳，巨细不一，经谓丹毒是也。”（此为红丝疔，即急性淋巴管炎）

5. 《医学入门》论疔疮证治篇：“或因感死畜……毒气而发者。”（此为疫疔即皮肤炭疽）

6. 《证治准绳》：“烂疔，溃出脓水，大如匙面，色稍黑，有白斑。”（此为气性坏疽）

7. 《备急千金要方》：“丁肿……经五六日不差，眼中见火光。心神惛，口干心烦，即死也。”（此似为描述“走黄”的症状）

8. 《疮疡经验全书》：“毒气入腹，眼中见火，神昏烦闷，呕吐，恍惚，如醉如痴，不可疗矣。……疔疮初生时红软温和，忽然顶陷黑，谓之癀走，此证危矣。”（此为第一次提出“癀走”即走黄之义，对症状描述较准确）。

第三节　外　痈

外痈是一种发生于皮肉之间的急性化脓性疾患。本为中医外科临床上最常见的疾病。现在临床所见多数是西药治疗无效，才改用中医治疗的，但多数效果仍然满意。本病大致

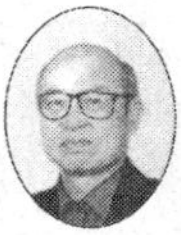

相当于现代医学的急性蜂窝组织炎和其他体表的浅部脓肿。

一、病因病机

外痈的病因很多，六淫侵袭，皆可致痈，但以热毒壅聚为主；过食膏粱厚味，内郁湿热，以及外来伤害，肌肤破损，邪毒乘隙内侵等，均能导致营卫不和，经络阻塞，气血壅滞而成痈。但由于痈生部位不同，其原因亦有差异，如发于头面上肢的，多兼风邪；发于胸肋胁部者，多兼痰凝气郁；发于下部者，多兼湿邪，在辨证施治时尤须注意。

二、辨证论治

（一）辨证

外痈初起，在患部皮肉之间，突然肿胀不适，光软无头，迅速结块，焮红灼痛。以后逐渐扩大，变成高肿坚硬，但与周围正常组织界限不大清楚。若兼风邪者，有发热迅速，肿块浅而不硬，红晕散漫，扩散甚快的特点。若兼湿邪者，有始起即现红晕，肿胀，皮肤光亮，灼热疼痛，一般上午轻，下午重等特点。若兼痰凝气郁者，肿块硬而不坚，皮色少变，有些可移动，轻者无全身症状，重者可有恶寒发热，头痛，周身不适，脉象浮数等。经过七天左右，一般外痈都已成脓，少数体质差，气虚不能托毒外出者，亦不会超过两周成脓。当化脓时局部肿势高突，疼痛加剧，痛如鸡啄，全身持续发热不退，当局部中软应指者，为脓已成，不久自行破溃。溃后，脓液多为稠厚黄白，亦有夹杂赤紫色血块的。如果排脓通畅，则肿消痛减，再经十日左右收口而愈。如果虽溃而脓出不畅，寒热不退，疼痛不减，大便秘

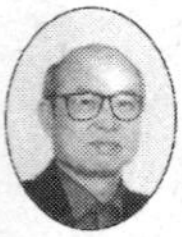

结，舌苔黄腻，脉实有力者，是热结在里之证。如果虽溃而局部仍板硬流水，形寒壮热，舌苔厚腻，脉细而数，是湿滞气阻之证。如果溃后脓血大泄，新肉不生，久不收口，神疲少气者，是气血双虚之故。

（二）治疗

痈的成因是气血为毒热壅遏，故痈证初起治疗原则是清热解毒，行瘀通滞，以消散为目的。一般可用仙方活命饮[1]为主加减施治。但要根据所患部位不同，病因各异，分别处治。若不顾风、寒、暑、湿之异，仅按一般的清热解毒来治疗，就不易取得消散之功。故应审别病源以祛风、降火、利湿、通里、活血等品随证加减。如火毒盛者，宜加重清热解毒之药，另加蒲公英、连翘、赤芍等。若患于上部，因风热、风温而发者，宜散风清热，可用疏风清解汤[62]或牛蒡解肌汤[70]加减。若发于胸胁肋部之痈，兼有气郁痰凝者，宜配用疏肝行气化痰之品，可用柴胡清肝汤[71]加杏仁、贝母、郁金、香附、桔梗等等。若生于下部之痈，由湿热、湿火所致者，宜清热利湿，方用五神汤[60]加减。总之，内消为治疗痈疽初起的主要方法，辨证准确，投药及时，收效最为理想。如果痈证已进入化脓阶段，则忌用消散之法，以免使邪气扩散。若气血充实者，无须内治，自能成脓外溃；若局部肿不高突，根脚散漫，色暗红，痛不甚剧者，是气虚不能托毒外出，宜托毒透脓，方用透脓散[20]加减。溃后，气血不衰，按照正常规律生肌长肉，敛口者，可不必内治；若热结在里者，治宜解毒疏通兼施，方用内疏黄连汤[17]加减，若湿滞气阻者，治宜清热利湿，理气化浊并用，方用五神汤[60]加藿香、佩兰；若气血双虚者，治宜补益气血，方用

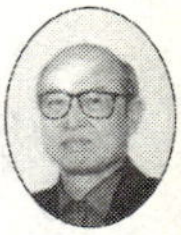

八珍汤(21)加减。

外治：初期外敷如意金黄散(27)，或盖贴太乙膏(29)。

中期可切开排脓。

后期：初溃时可用九一丹(48)，撒疮面，提脓祛腐，盖贴太乙膏(29)。腐尽时外敷生肌散(57)。

三、医案举例

（一）牙痈

梁某某，男，56岁，太原人。1978年3月16日初诊。

右侧牙龈肿痛三天，昨日右腮肿胀，宣浮无结块，形如复杯，约有10厘米×10厘米×3厘米大小，肿大甚速，痛不得眠，每天肌注青霉素160万单位，链霉素1克，连用两天，肿痛有增无减，不得控制，苔黄，脉浮数。此乃风火牙痈之证。拟活血祛风，清热降火为治。方用疏风清解汤(62)加减。处方：

当归15克　赤芍10克　防风10克　羌活10克　黄连10克　金银花30克　白芷6克　水煎服。二剂后肿痛消减，四剂痊愈。两年多未见复发。

按：本例牙痈原系反复发作性牙周炎。从其脉浮数，腮部浮宣肿胀，迅速扩散来看，确系上焦风火为患，用疏风清解汤(62)比青链霉素有较好的控制炎症的作用。

（二）肋痈

赵某某，男，20岁，山西人。

1963年10月中旬，因处境困难，心情忧郁，在右侧第六、七肋间，腋中线部位，生一痈疡。三四日间则红肿焮痛，不得安宁，经西医治疗肿势不消，开始有畏寒、身热之

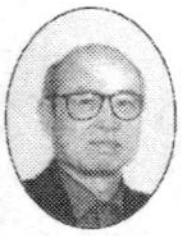

症，苔黄、脉弦数。始畏溃膜，急就医于方鸣谦老中医，方老云此为肋痈。治宜清热解毒、疏肝和营。处方：

柴胡10克　黄芩10克　当归12克　赤芍12克　生地10克　香附10克　金银花30克　连翘12克　甘草8克　水煎服。二剂后疮肿停止发展，疼痛略减，二诊时方老重用金银花45克，加夏枯草15克，又服二剂，出脓后调理而愈。

按：痈证一般相当于现代医学的蜂窝组织炎。无疑是细菌感染所致。但是发生于什么时候，发生于什么部位，不能与患者的全身状况无关。再从中医治疗实践来看，在不同部位，不同经络，选用不同药物，疗效截然不同，也说明这些炎症与患者的全身状况以及经络运行有密切的关系。因此方老选用疏肝和营，清热解毒，二剂而效，四剂而愈。于此可见辨证论治之重要。

（三）阑尾炎术后刀口不敛症

岳某某妻，女，48岁，清徐人。1973年8月13日初诊。

因患阑尾炎，一月前于××部队医院手术治疗，术后伤口感染不愈。屡用青霉素、链霉素、庆大霉素等药品，但伤口一直不愈。

查体：右下腹有2厘米×6厘米长形伤口，向上腹部有深7厘米长脓腔，脓稀色黄，尚无明显臭味，伤口肉芽淡红，新肉不生。体胖，气衰，舌淡，脉细弱。证属气血双亏。拟补益气血，方用人参养营汤(72)加减。处方：

当归15克　黄芪30克　生地10克　赤芍10克　白芍10克　党参12克　白术10克　茯苓10克　金银花30克　蒲公英30克　甘草6克　五味子10克　水煎服。

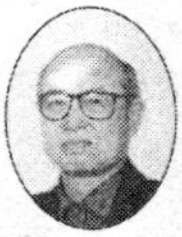

三剂后，脓液渐少，肉芽红活，脓腔渐浅。外用清洁换药。共服中药十二剂，换药五次，历经二周愈合。

按：术后伤口不敛，多数是由于气血不足，化生无权，以及滥用抗生素，造成耐药性细菌感染所致。用中药治疗，效果一般满意。

附：历代文献

1.《灵枢·痈疽篇》：“痈者……其皮上薄以泽，此其候也。”“疽者，上之皮，夭以坚，上如牛领之皮。”（此泛指疮疡而言）

2.《诸病源候论》：“痈者，六腑不和所生也，六腑主表。”“疽者、五脏不调所生也，五脏主里。”（此以痈疽分腑脏、表里）

3.《外科证治全生集》：“红肿者为痈，痈发六腑”，“痈为阳”。“白陷者谓疽，疽发五脏，故疽根深而痈毒浅”，“疽为阴”。（此以痈疽分阴阳也。以上之痈疽均概指疮疡。）

4. 宋·《卫济宝书》：“痈初起，突如蒸饼，又如鱼形。”（初期症状，似为体表浅部感染。）

5.《外科精义》：“六腑积热，腾出于外，肌肉之间，其发暴，甚肿，皮光软，侵展广大者，痈也。”（突出指明痈生部位和发病情况）

6.《景岳全书》：“痈者，热壅于外，阳毒之气也，其肿高，其色赤，其痛甚，其皮薄而泽，其脓易化，其口易敛，其来速者，其愈亦速。”（描述出痈的基本症状及特征）

7.《外科理例》：“痈者，初生红肿突起，阔三四寸，发热恶寒，烦渴，或不热，抽掣疼痛，四五日后按之微软。”

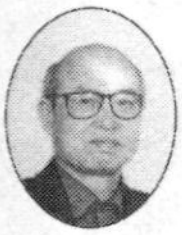

第四节　有头疽

疽的定义历来不尽同一。《内经》中痈疽是一切疮疡的统称。明、清以来，多数外科专家，都根据各自的师承和经验，将很多种疾病贯以疽名。其中包括了现在中医的“疔”、部分“痈”、“有头疽”、“无头疽”以及其他疾病等。如《医宗金鉴》所说的“禽疽”是指背部丹毒，《外科大成》所说“调疽”、“敦疽”、“瘭疽”是指手部的疔肿等等。近代很多学者，做了不少努力，力求有一个准确的概念。现在一般将疽分为“有头疽”与“无头疽”两大类。“有头疽”基本上相当于现代医学的“痈”，是外科疾病中较为严重的，常见的急性化脓性感染。古代亦称“发”，“发者大也”。肿块范围常超过三四寸以上，甚至大过盈尺。其特点是：初起在皮肤上有粟粒样脓头，焮红肿痛，易向深部和周围扩散，溃后状如蜂窝。往往易毒散内陷，治疗不当危及生命。本病多见于中年及老年之人，凡在皮肤较厚而坚韧之处都可发生，在项部、背部等处尤多。

一、病因病机

有头疽多由外感风温、湿热之毒而成，或由于气郁化火；或阴亏火盛，或脏腑蓄毒，凝聚肌表，以致营卫不和，经络阻滞，气血壅结而成。正如明代陈实功所说：“其源有二，得于湿热交蒸，从外感受者轻，五脏蕴结，从内发外者重。”如果素体虚弱者更易发生本病，特别是消渴患者，常

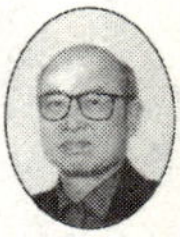

易合并有头疽。并且患者的正气盛衰，对本病的转归和陷与不陷有重要的影响。

二、辨证论治

（一）辨证

有头疽从其脉证来看，一般可分虚证、实证两大类。临床上以实证为常见。

1. 初期：实证初起局部起一肿块，上有粟形脓头，痒痛并作，红肿坚硬，逐渐向四周扩大，脓头相继增多成蜂窝状，面积日大，疼痛加剧，色红焮热。全身症状有寒热、头痛，食欲不振，脉象滑数，舌苔白或黄。

虚证又可分为阴虚火燔型与气血双虚型。阴虚火燔者，初起疮色紫滞不鲜，疮形平塌坚结，根盘散漫，麻痒不痛或微痛，全身寒战微热。气血双虚者，由于素体正气不足，就显面色苍白，神疲无力，纳呆食少，自汗便燥，局部如粟米，根脚平塌，疮色灰暗不泽，不知疼痛，不高肿灼热。舌质淡，脉虚数无力。

2. 成脓期：实证在二周左右，局部开始化脓，疮头（疮之表面）逐渐化腐溃烂，脓头外泄，渐向四周扩展，形似蜂窝，大小不一，或三四寸，或一尺余。如果病情发展，全身症状也越来越重，壮热口渴，便秘溲赤，苔黄脉数。到了三周左右，一般稠厚的脓液渐少，并有大块白而微带绿色的腐肉脱落，肿势渐退，新肉渐生，全身症状也随之减轻或消失。虚证二周后才慢慢化脓，溃后脓水稀薄，腐肉不脱，肿硬不消，疮面不红活，疼痛不减。精神疲惫，必须经过适当治疗才能痊愈。

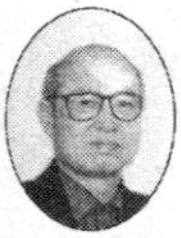

3. 收口期：实证到了四周左右，脓液渐尽，腐肉脱落，肉芽红活，生长迅速，逐渐收口而愈。虚证之疮面色暗，生长迟缓，久久不能收口，如经适当治疗，亦能转为阳证实证，愈合时间虽长，亦能渐愈。如果局部黑陷平塌，根盘坚硬，脓水稀少，出现高热不退，疼痛不减，心烦呕恶，甚或有神昏痉厥等象，则为毒邪内陷的特征。如果泄利无度，呃逆不食，声嘶气脱者，一般预后不良。如果系原有消渴患者并发本病，也属于虚证范围。

（二）治疗

1. 内治：有头疽初期治疗，至关重要，如果治疗适当，实证能加速愈合，虚证能转阴为阳。实证以清热解毒，化滞泻火为主。方用仙方活命饮[1]加减。高热烦渴者，加生石膏、大青叶、花粉；毒盛便秘，脉洪数者，加生首乌，首乌有“扫疮”之称，解毒力佳，又善通便；恶寒发热明显者，加荆芥、防风。阴虚火燔者，以滋阴生津，清热托毒为主。药如沙参、元参、石斛、花粉、连翘、生黄芪、川贝母、金银花、蒲公英。其中川贝母善于散结化滞，对疮色紫滞，坚硬难腐者尤为适宜。气血双虚者，以补益气血，解毒消肿为主，方用仙方活命饮[1]加黄芪、白芍等。另外，如有消渴病并发本病者，除按上法辨证论治之外，可兼用张锡纯滋膵饮[73]，同时还可配用降糖药物，甚者可用胰岛素等，都有可靠的效果。

（1）溃脓期：实证溃破后，脓液稠厚黄白，腐脱新生，迅速转愈者，可不用内服药物。久不破溃，毒不易透者，可用透脓散[20]加味。毒热较盛，苔黄厚腻者，加黄芩、黄连；便秘者，加大黄、芒硝。如果系阴液不足而火毒炽盛者，加

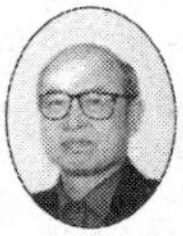

石斛、天花粉、生地；腐不易脱，亦为脾气不足，加太子参、陈皮、麦芽，气血两亏，毒滞难化者，可用托里消毒散[21]。

(2) 收口期：一般不需内服药，但气血不足者，可补益气血，方用八珍汤[24]或人参养荣汤[72]。如果毒邪内陷者，一般分为火陷、干陷、虚陷。火陷多由阴液不足，火毒炽盛，一般发生于疽证初起。干陷多由气血两亏，正不胜邪，不能托毒外出，一般出现在疽证溃脓期。虚陷多由脾肾阳虚，最后导致阴阳两竭，毒邪内陷，常出现于疽证后期，多为垂危之证，只要处治合度，多不至到此等地步。其实这是疽证毒邪侵入营血，内陷心包，引起了全身性中毒感染。对本证中医积累了丰富的治疗经验，一般在辨证论治的基础上，加强凉血解毒，开窍醒神，必要时吞服安宫牛黄丸[74]或紫雪丹[67]。

2. 外治：早期应用箍围消散法：实证用如意金黄散[27]外敷，虚证用冲和膏[41]外敷。禁忌挤压，以防肿势扩大及内陷。

(1) 溃脓期：宜透脓祛腐，不论虚证、实证应在原方加掺二宝丹[75]或用甲字提毒粉[76]。若腐肉阻塞，脓液不能畅流时，可作十字切开，切口宜大。此时及时排脓祛腐，不仅可避免毒邪内陷，还可加速愈合。

(2) 收口期：都用生肌散[57]和生肌玉红膏[58]敷贴。

总之，有头疽属疮疡中之重证，治疗应该慎重。其初期治疗至关重要。有头疽虽无消法，但治疗得当，能控制其发展，不至于逆陷，严禁挤压，以防止肿势扩大及内陷。待腐栓脱落，则切开处理与挤按排脓，均能加速改善症状。有头疽成脓后，一般应以照顾胃气为主，多能渐愈。陷证则变化多端，以扶正达邪与祛邪安正辨证统一的治疗法则，灵活应用，才能转危为安。

二、医案举例

樊某某，男，54岁，太原副食商场职工。1978年10月7日初诊。

一个多月前，后项部生三个疖肿，疼痛剧烈，颈部活动受限，经××职工医院治疗，先用青霉素，链霉素不效，后用红霉素亦不效。检查：后项部偏左脑疽已切开，疮口约5厘米×2厘米，疮面紫滞不鲜，四周焮红肿硬，脓液稀少，触痛明显。患者面色苍白憔悴，饮食减少，口干心烦，舌红而干，无苔，脉细弱。证属阴津不足，火毒炽盛，应谨防毒邪内陷。治宜滋阴凉血，清热解毒。处方：

生地15克　玄参12克　丹皮10克　赤芍30克　金银花30克　紫草12克　生黄芪30克　生甘草10克　桔梗10克　当归15克　蒲公英30克　水煎服。

外掺九一丹[48]，上以太乙膏[29]盖贴。隔日换药一次。

二诊（10月12日）：上方服四剂，患者疼痛显著减轻，心烦止，伤口略小，约有4厘米×2厘米，脓色黄而稀，四周红肿硬结基本消散，只有疮口右下方略肿。舌红苔光，脉细弱。效不更方，去紫草加党参10克，减赤芍为10克，继服，外治同上。

三诊（10月17日）：肿消痛定，腐脱新生，疮色好转，但脓液尚非厚润，舌苔黄，脉弱。拟补养消毒为主。处方：

生黄芪45克　当归30克　金银花30克　甘草10克　熟地10

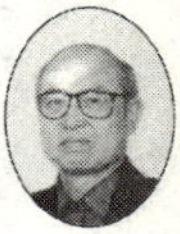

克　赤芍10克　党参10克　白术10克　连翘12克　水煎服。

外敷生肌散[57]，后敷生肌象皮膏[58]。调理治疗两周余，于11月上旬，伤口封好，面色转红润，痊愈。

按：有头疽即现代医学“痈”。即是多个相邻的毛囊和皮脂腺的急性化脓性感染。由于生于项后，皮坚肉厚，不易排脓透毒，容易内陷，引致全身性感染。本案又加之杂用抗生素，开刀过早，使患者疼痛加剧，心烦口干，舌红苔光，脉细，实有内陷之虞。故急用养阴解毒之重剂，扭转病机，而后用四妙汤[61]加味调理补养而得痊愈。四妙汤[61]药物单纯，结构严密，在临床上屡用屡效。

附：历代文献

1.《灵枢·痈疽篇》：“热气淳盛，下陷肌肤，筋髓枯，内连五脏，血气竭，当其痈下，筋骨良肉皆无余，故名曰疽。”

2.《外科精义》：“夫疽初生，如黍米大，痒痛有异，误触破之，即焮展四畔，赤肿沉闷、牵引胁肋疼痛。数日之后，渐觉肌肤壮热，恶寒烦渴，肿晕侵展，慓浆汁出，积日不溃，抑之则流血者，谓之发背疽也。其发于脑者为脑疽也。其发于鬓眉髯者，以类呼也。”（对有头疽的症状描述较细致，命名准确）

3.《外科理例》：“疮名有三：曰疖、曰痈、曰疽十九”对疽之症状，病变发展过程及不同类型的证治，论述全面，观察细致，有独到之处，可供参考。

4.《灵枢·痈疽篇》：“阳气大发，消脑留项，名曰脑烁，其色不乐，项痛如刺以针，烦心者，死不可治。”（脑

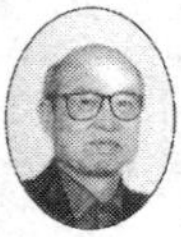

烁，即今之脑疽。“烦心者，死不可治”约为对疽证内陷症状的最早记载）

5.《疡科心得集》：“火陷者，气不能引血，外腐成脓，火毒反陷入营，渐致神迷，发痉发厥；干陷者，脓腐未透，营卫已伤，根盘紫滞，头顶干枯，渐致神识不爽，有内闭外脱之象；虚陷者，脓腐虽脱，新肉不生，状如镜面，光白板亮，脾气不复，恶谷日减，形神俱削，渐有腹痛便泄，寒热，宛似损怯。”（此将三陷证的病因、病机及症状论述较全）

第五节　附骨疽

附骨疽是一种毒气深沉，附着于骨的深部脓疡。《内经》描述之“骨蚀”，是附骨疽、骨结核等总称。后世所谓附骨疽属阴疽之一，现在所述之附骨疽，一般相当于现代医学的骨髓炎。它有先痛后肿，肿势散漫，疼痛彻骨，屈伸不便，好发于儿童，10 岁以内者约占 80%；多发于下肢长骨，尤以胫骨为最多；初起多有发热、恶寒等全身性中毒症状；其疽难消、难溃、难敛，多形成瘘管，可有死骨排出，病程漫长等特点，可作为诊断的根据。

一、病因病机

本病多发于疖、痈、扁桃体炎、中耳炎、伤寒、麻疹等病后，余邪未尽，深窜入里，留于筋骨，气血不和而发；或因跌仆损伤，瘀血凝滞于筋骨，复感毒邪为患；或因体虚不固，露卧风冷，或浴后乘凉，以致风寒湿邪乘虚侵袭，阻于

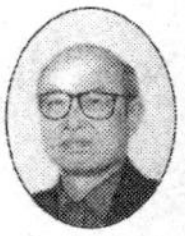

筋骨，化热酿脓，腐筋败骨而成本病。正如《内经·刺节真邪论》所说："……虚，邪之入于身也深，寒与热相搏，久留而内著，寒胜其热，则骨疼肉枯；热胜其寒，则烂肉腐肌为脓，内伤骨。内伤骨为骨蚀。"

二、辨证论治

（一）辨证

根据病程长短，附骨疽可分为急性与慢性两种。根据不同病因和症状急性期又有湿热损伤和风寒湿邪二大类型。兹分别叙述于下：

急性附骨疽：湿热损伤型初期，局部出现轻微疼痛时，即有全身不适，倦怠，继则寒战高热（39℃～40℃以上），汗出而热不退，食欲不振，溲黄口干，舌质红，苔黄腻，脉滑数，甚至有恶心呕吐等热毒内攻的全身中毒征象。发病一二天内，局部疼痛加剧，肢痛彻骨，功能受限，而后则出现皮肤微红微热，局部胖肿和骨胀明显。大约经过一月，发热持续不退，局部红肿明显，则多已成脓。如继续扩展，可自行穿破骨膜和皮肉而破溃，破溃后脓水淋漓，不易收口。

风寒湿邪型，初期恶寒发热，患肢筋骨隐隐酸痛，不红不热，胖肿和骨胀均不明显，甚者则痛如锥刺，不能屈伸转动，脉紧，苔白腻。本型成脓更慢，大约在一至三月时，疼痛日胜一日，胖肿和骨胀越来越明显，患部皮色泛红，脉象滑数，苔转黄腻，此乃阴转为阳，寒化为热，已进入化脓阶段。

慢性附骨疽：多有急性病史或开放性骨折病史。患处多已形成一个或几个窦道，反复排出脓液或死骨，如果窦道通

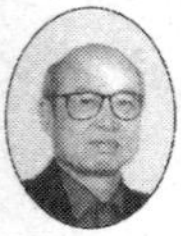

畅，多无剧痛或全身症状，如果窦道阻塞，排脓不畅，则局部肿胀疼痛加剧，并有发热，全身不适等症状。窦道口周围常有湿疹及色素沉着。患肢多有肌肉萎缩和畸形。

（二）治疗

湿热损伤型，初期证属气血郁滞，湿热交阻，骨骼受伤。治宜清热化湿，活血通络。方用仙方活命饮[1]合五神汤[60]加减。高热、烦渴者，加生石膏、大青叶、败酱草；疼痛明显者，加乳香、没药；体弱气虚者，加生黄芪、人参；阴虚血热者，加丹皮、生地、石斛、玄参；热毒深窜，神昏谵语者，加服紫雪丹[67]或安宫牛黄丸[74]。外敷如意金黄散[27]。成脓期，如溃脓缓慢者可用透托法。方用透脓散[20]，或者手术切开排脓，或者用火针排脓。溃后，如有死骨者，宜用手术取出，或用五五丹[50]或三仙丹[47]药线引流，使死骨脱出，这是治愈的关键。这时，一般应该禁止下床活动，以免骨折。如有全身虚弱症状，系气血虚弱者，可调补气血，方用八珍汤[24]，人参养荣汤[72]等；系肝肾亏损者，补益肝肾，宜用六味地黄丸[25]或肾气丸[26]加减。

风寒湿邪型，初期属于外邪乘虚侵入筋骨的阴寒重证。治宜补肾养血以固正，温经散寒以祛邪，补正祛邪并用，少加辛温表散之药，以图消散。方用独活寄生汤[14]加减。若寒邪盛者，疮形不红不热，漫肿平塌，亦可用阳和汤[13]。外用阳和解凝膏[36]掺桂麝散[38]外敷。其成脓延缓，多因阳气不足，故宜温补托毒，方用神功内托散[77]加减。

慢性附骨疽，由于发病经年累月，脓水淋漓，气血大耗，如消瘦乏力，面色晄白，食欲不振，舌淡苔白，脉细弱者，为气血不足，可用托里消毒散[21]，人参养荣汤[72]等。

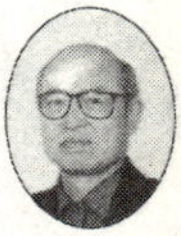

如神疲乏力，盗汗颧红，低热骨蒸，舌红苔少，脉细者，为肝肾阴亏，治宜补益肝肾，方用六味地黄丸[25]加减。如果急性发作时，仍以清热解毒，活血利湿为主治疗。外治，如有死骨者，可作病灶清除术，术后应引流通畅。如果无死骨仅有窦道者，可用三仙丹[47]药捻，太乙膏[29]盖贴，脓尽后改用生肌散[57]外敷。

总之，附骨疽乃气血凝滞，阴寒入骨之重证。治疗之法，以开其腠理，解其凝滞为主。初期，应审明病因，掌握以消为贵的原则，从而消散之。这是中医外科治疗附骨疽的一个重要措施。由于成脓以后，每每缠绵难愈。故如能达到初起消散，实是病者的福音，医者的希望。在附骨疽的整个治疗过程中，处处应以固正重于祛邪，掌握“治病必求其本”的总纲，方能获效。

三、医案举例

张某某，男，20 岁，河北丰润人。1977 年 3 月 26 日初诊。

右足小趾破溃疼痛二月余。患者系双足马蹄内翻足，1973 年开始该处有胼胝疼痛，尚可忍耐。割胼胝不慎感染，形成溃疡，长期不愈，脓水淋漓。去年 8 月与今年 3 月份，均诊为慢性骨髓炎，行二次“病灶清除术”，但伤口一直不愈合，遂来就诊。患者面黄肌瘦，患肢肌肉萎缩，右足小趾肿胀疼痛，伤口肉芽不红润新鲜，脓液稀薄，舌淡苔白，脉细弱。本院 X 线拍片诊为右第五蹠骨骨髓炎，伴蹠趾关节脱位。证属气血虚衰之慢性附骨疽。治宜补益气血，兼清解余毒。方用十全大补汤[78]加减。处方：

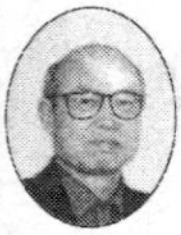

党参10克　生黄芪24克　熟地12克　当归15克　白芍12克　茯苓10克　川芎6克　肉桂6克　金银花30克　紫花地丁30克　蒲公英30克　川牛膝10克　水煎服。外治以清洁换药。

二诊（6月2日）：患者上方加减服用30余剂，伤口基本愈合，但尚未长平。上方去紫花地丁、蒲公英继服十余剂痊愈。

1980年7月随访，患者愈后未再复发，现已参加工作。

附：历代文献

1.《外台秘要》："凡附骨疽者……丈夫急者，先觉痛，不得动摇，按之应骨痛，经日便觉皮肉渐急，洪肿如肥状是也。小儿才近便大啼呼，即是肢节有痛候也。大人缓者，先觉肥，洪洪然，经日便觉痹痛不随。……凡骨疽者久疮不差，差而复发，骨从孔中出，名为骨疽。"（此将附骨疽分缓、急，颇有见地）

2.《外科精义》："附骨疽者，以其毒气深沉附着于骨也……其痛深彻骨髓，遇冷则痛甚，……痛而不能转，初按之应骨，皮肉微急，洪洪如肥状者是也。"（此将本病之命名及肿、痛症状描述形象）

3.《外科正宗》："夫附骨疽者，乃阴寒入骨之病也，人之气血壮实，虽遇寒冷，而邪不入骨，皆由体虚之人，夏秋露卧，寒湿内袭；或房欲之后，盖复单薄，寒气乘虚入里，遂成斯疾。"

4.《疡科准绳》："伤寒汗后，余邪成流注，流注之坏证成附骨疽。"（以上二家对病因病机论述较确）

5.《疡科心得集》："附骨疽者，俗呼为贴骨痈……肾主

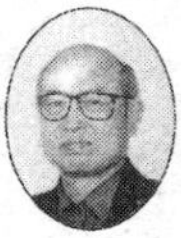

骨，肾经阳和之气不足，故肾部隧道骨缝之间，气不宣行，而阴寒之邪得深袭伏结，而阴血凝滞，内郁湿热，为溃为脓，古人有用附子者，以温补肾气而又能行药力散寒邪也。”（对病机论述较深入）

第三章 乳 病

第一节 乳 痈

乳痈是乳房部的急性化脓性疾患，是外科常见疾病之一。有内吹乳痈，外吹乳痈和非哺乳期乳痈之分。在怀孕期发生的乳痈称为内吹乳痈，在哺乳期发生的乳痈称为外吹乳痈；不论男女老少凡与哺乳无关而发生的乳痈称为非哺乳期乳痈。临床上以外吹乳痈为多见，初产妇女发病率最高。本病一般相当于现代医学的急性乳腺炎。从这几年的临床实验报告来看，致病菌多为金黄色葡萄球菌，对常用的抗生素均耐药，所以单纯使用抗生素难以控制。而中医中药治疗有简便高效的特点，为广大妇女患者所愿意接受。

一、病因病机

乳痈的病因大多数是因为乳头畸形，破伤、哺乳时乳头被咬伤，乳汁积滞于乳络，感受毒邪所致。排乳不畅，乳汁积滞，是感受毒邪的重要条件。而乳汁所以排泄不畅，多由于情志不畅，肝气不疏，气血郁滞之故。因乳头属足厥阴肝经。朱丹溪曾指出若“窍不得通，而汁不得出”，失此不治则成乳痈。再者，由于乳房属足阳明胃经，过食肥甘，胃热熏蒸，湿热浊气壅结乳房，亦可成痈。总之，本病多由肝经

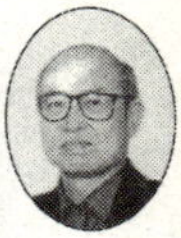

之气，阳明之热，互相郁结，使经络阻塞，气血运行失常而成。古人的这个认识是颇有道理的。现代医学认为，精神、情志方面的刺激，能引起植物神经系统调节机能障碍，影响乳汁的排泌。当乳汁长期淤积时，便成了细菌的良好培养基，细菌便在其中大量繁殖。这样，细菌毒素，乳腺代谢障碍及血运障碍，都导致乳房组织容易发生感染，形成乳痈。

二、辨证论治

根据临床特点本病可分为以下三期：

（一）初期

乳房部疼痛，发烧肿胀，结块或无块，皮色或白或红，触痛拒按，全身可伴有发热恶寒，头痛口渴，烦躁，或便秘，或乳汁不通，舌苔黄或腻，脉弦数。证属肝郁胃热，毒壅热盛。治以通乳散结为主，活血行气，清热解毒为辅。首先应忍痛按摩局部，或用木梳梳之，或用温热毛巾敷之，并令患者多饮汤水，尽快使乳汁通畅，淤乳消散。方用芍药瓜蒌甘草汤[79]加减。处方：

赤芍30克　甘草10克　瓜蒌仁15克　蒲公英30克　王不留行10克　路路通10克　明乳香3克　明没药3克　水煎服。

若恶心呕吐者，去乳香、没药，加青皮、陈皮；若发热恶寒重者，加连翘、牛蒡子、金银花。经治疗后，如果能在二三日内，寒热皆退，肿消痛减，多可消散于无形。但必须注意发病的时间，如已发热四五日，虽然皮色不变，亦多难于消散，多为将已成脓，而脓腔较深的缘故。

外治：初期以太乙膏[29]外敷，效果甚好，病较轻者，仅此即可收效。

（二）成脓期

寒热不退，或者退热不尽，口干口渴，烦躁不安，有的引起同侧或对侧腋下臖核，肿块扩大，红肿跳痛，十天左右局部渐渐波动，按之应指，皮肤水肿，是已到脓熟阶段，舌苔黄，脉滑数。证属热盛成脓。治以透脓解毒。方用透脓散[20]加减。处方：

赤芍30克　当归10克　炮甲珠10克　黄芪24克　皂角刺10克　金银花30克　蒲公英30克　甘草10克　水煎服。

若热毒太盛，高热持续十余日而不退，甚忽有烦躁，神志恍惚者，加生石膏、败酱草；或加服安宫牛黄丸[74]、紫雪丹[67]等。气血不足，不能托毒成脓者，加党参，重用当归、生黄芪。

外治：仍宜敷太乙膏[29]，如果已有波动，也不宜过早切开，以免伤及乳腺管，造成乳漏。如果皮薄熟透者，可予切开排脓或火针排脓，切口宜小，并且要注意切口方向，一般在乳房部应为放射状切口，如果系深部脓肿，可用局部穿刺抽脓法（操作方法：根据脓腔的深浅，选择较粗的针头，局部皮肤常规消毒，局麻后，在脓腔的上方垂直或斜行（浅脓腔或乳晕部）刺入，得脓为度，而后抽脓。穿刺后按压针眼片刻，外敷太乙膏[29]。根据需要可每日穿刺一次，或隔日一次），或采用西医的乳房下缘弓形切口（适用于乳房深部较大脓肿或乳房后脓肿，可在乳房下缘作弓形切口。弓形切口不宜太小，乳房与胸大肌分离后，上翻乳房，切开脓腔。此种切口，引流通畅，乳管的损伤较少，瘢痕不显）。乳晕部位一般不应切开。如果非切开排脓不可者，可沿乳晕边缘作弧形切口。

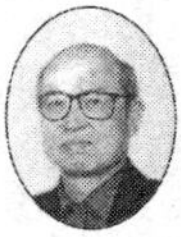

（三）收口期

乳痈肿块已破，出脓后肿消痛减，逐渐向愈。证属邪去正复，无须内治，先宜九一丹(48)提脓，脓净后外敷生肌散(57)、生肌象皮膏(59)等即可治愈。但如果有脓液长期外溢，久久不尽，愈合迟缓，以致神疲体倦，纳减食少，舌淡，脉弱者。证属气血不足，余毒未尽。治宜补益气血，兼清余毒。方用四妙汤(61)加减，或八珍汤(24)加减。亦有流脓不畅，疼痛不减，身热不退，接连患发数处，致成传囊之变。此多为外吹乳痈，产后时间不长，患者乳汁多，排脓不畅之故，病程较长，治疗当以清热解毒，活血理气为主，辅以清补。处方：

赤芍30克　甘草10克　金银花24克　连翘15克　当归12克　生黄芪15克　青皮10克　橘叶10克　水煎服。

外治法同上。

（四）乳漏形成

创面经久不愈，肉芽苍白，无红润之色，时有脓血或乳汁从疮口中流出，收口甚慢，有的要待断乳后方能收敛。一般还伴有纳食不佳，体乏无力，精神疲惫，苔薄白，脉沉细。此乃由于长期的流脓溢乳，耗伤气血，乳络受损之故。治疗首先应断乳。断乳可用生麦芽30克、焦山楂30克，水煎服，也可用乙烯雌酚。断乳之后，胃气未复，上述症状仍不好转者，可补益气血，生肌敛口。方用补中益气汤(80)加减。消化不良者，加焦麦芽、神曲和中消食，扶助胃气以充生化之源；若余毒未尽者，加蒲公英、白蔹、连翘；硬结不消者，加玄参、夏枯草、连翘。

外治：腐尽生肌散(81)撒布伤口，或制成药捻纳入漏道。若乳漏日久，脓液清稀或管道弯曲，可用回阳薰药卷(82)，

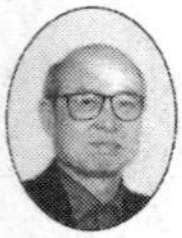

作烟熏疗法。

以上所述，均以外吹乳痈为主。内吹乳痈治法，大致同上，但忌用破血破气之品，以免伤胎。非哺乳期乳痈一般治同上述，比较易溃易敛。

总之，乳痈早期治疗，以通乳疏壅为首要，治疗得当，多能消散。溃后生肌迟缓，以扶助胃气为主。如果形成乳漏者，则必须祛腐生新，内外兼治方可。

三、医案举例

冯某某，女，28 岁，山西原平人。1979 年 5 月 20 日初诊。

病史：1979 年 3 月 2 日（产后 20 多日）患乳腺炎，初用青霉素、链霉素不效，又改用中药瓜蒌牛蒡汤治疗，仍未取效。于是住××地区医院，40 天后脓成手术切开排脓。术后患者高热不退（体温 39℃左右），在伤口旁又结块，色红，皮薄光亮。三天后第二次手术。术后从刀口流乳汁不止，久不愈合，乳漏形成。于是来我院治疗。

查体：在左侧乳房外下象限，伤口灰暗不泽，并无焮红热痛之势，伤口周围硬结，脓液稀少，乳流不止，右侧乳房外上象限也有结块，全身虽尚可支持，但见面黄肌瘦，精神欠振，苔薄白，脉细弱。此为气血双虚。治宜补益气血，提摄乳汁。处方：

当归15克　生黄芪30克　赤芍15克　川芎6克　熟地10克　生麦芽30克　焦山楂30克　水煎服。

二诊（5月24日）：上方服二剂，乳漏流乳已止，伤口尚未愈合。治拟补气血，清余毒。方用芍药瓜蒌甘草汤[79]

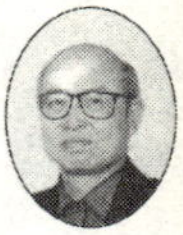

加减主之。

赤芍30克　甘草10克　生黄芪30克　当归15克　连翘10克　蒲公英15克　瓜蒌10克　白蔹10克　水煎服。

外用九一丹(48)掺伤口，外敷太乙膏(29)。

三诊（6月4日）：上方两剂后，伤口已愈合。但患者不大放心，又停一周后始来复诊。嘱其以逍遥散(9)为丸调理，保持情志舒畅。痊愈返回工作岗位。

按：本例患者乳痈既传囊又成漏，缠绵三月余。而治疗得当则4剂而愈。关键在于准确辨证，正确用药。

雷某某，女，25岁，太原人。

现病史：1980年2月初左乳外上象限生一小硬结，肿痛，寒热并作，经用西药治疗，未能控制。于2月22日切开排脓，但引流欠畅。又于3月初，乳痈传囊，至外下象限，红肿疼痛，二次切开排脓，损伤输乳管，切口内有乳汁排出，故拖延至今未愈。

1980年4月11日接诊：患处伤口虽小，但四周红肿，坚硬，疼痛，仍有继续传囊之虞，舌质红，苔白，脉弦数。证属肝胃郁热为主，正气已见虚象。治宜清解补托并施。方用芍药瓜蒌甘草汤(79)合四妙汤(61)加减。处方：

赤芍30克　甘草10克　蒲公英30克　金银花30克　当归15克　黄芪30克　王不留行10克　路路通10克　水煎服

外用太乙膏(29)掺九一丹(48)外敷。

服三剂后，伤口中再未见乳汁排出，四周之肿块已软，时感刺痛，苔白，脉细。效不更方，原方继服三剂，伤口愈合。因乳汁太少，上方减少清热解毒之品，加虾米30克，水煎服。前后共服9剂药，病遂痊愈。

附：历代文献

1.《备急千金要方》：“发乳，若热，手不可得近者，先内服王不留行散，外摩发背膏……候手按之，随手即起者，疮熟也，须针之，针法要得著脓，以意消息。”（发乳似为乳痈。《肘后方》之“妒乳”，亦似为乳痈）

2.《冯氏锦囊》：“疼痛有核，乳汁不出，曰妒乳，渐至皮肤焮肿，寒热往来，谓之乳痈。”（妒乳似为乳痈之早期）

3.《外科大成》：“孕妇为内吹，胎气旺也。有儿食乳为外吹，由肝气滞也。”（“内吹”“外吹”为两种不同类型的乳痈，病因各异）

4.《疡科心得集》：乳痈“凡初期即当发表散邪，疏肝清胃，速下乳汁，导其壅塞，则自消散。若不散成脓，宜用托里，若溃后肌肉不生，脓水清稀，宜补脾胃，若脓出反痛，恶寒发热，宜调营卫，……男子乳疖与女子不同，男子乳头属肝，乳房属肾，以肝虚血燥，肾虚精怯，故结肿痛，治当以六味地黄汤[25]加归芍青皮主之。”（治法颇精，又指出男女有别，皆可参考）

第二节　乳　癖

乳癖是乳房常见的一种疾病。它的特点是乳房内一侧或两侧有肿块，可活动，或痛或不痛。本病相当于现代医学的乳腺增生病和乳房纤维瘤二类疾病。

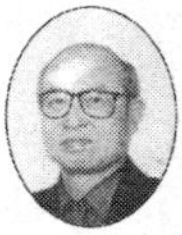

一、病因病机

由于乳头属足厥阴肝经，乳房属足阳明胃经，忧郁伤肝，思虑伤脾，痰湿不化，乳络阻滞，气郁血瘀，致使乳内结核。本病多有“其核随喜怒为消长”的特点，所以肝郁痰凝是本病的主要病机。部分患者的发病与青春期、绝经期、月经期以及生育流产等有一定关系，所以亦有兼因冲任失调的因素。现代医学认为乳腺增生病的发生与卵巢功能的失调有关，主要是黄体素分泌减少，雌激素的量相对地增多。乳房纤维瘤的发生与雌激素的刺激有密切关系，因此很少发生在月经来潮前和绝经后。中西医这些一致的认识，可谓殊途同归。

二、辨证论治

根据其临床特点，可分如下三型论治。

（一）肝郁痰凝型

多见于中年妇女，在行经期发觉乳房部胀痛，在一侧或两侧乳房内发生多个大小不一，圆形或椭圆形质韧的结核，与周围组织分界不甚清楚，但推之可移动。月经过后症状减轻。往往伴有情志郁闷，心烦善怒，症状随喜怒而消长的特点。苔薄白，脉沉缓或细涩。证属肝郁痰凝，乳络阻滞。治宜疏肝解郁，化痰消结。方用逍遥蒌贝散[83]水煎服。如果患者胸胁满闷，舌胖，苔白水津，脉象弦滑者，则多偏寒，为肝郁气滞，痰湿凝结，宜上方加桂枝、干姜以温化痰湿。

（二）冲任失调型

多见于绝经期妇女，月经紊乱，或绝经，闭经，心烦易怒，腰酸无力，患乳往往有多个囊性肿块，有时从乳头可流出少量褐色和红色分泌物。乳胀，胁腹疼痛，经期加重，舌淡苔薄白，脉沉细弱。证属肝郁痰凝，冲任失调。治宜调理冲任，开郁化痰。处方：

当归10克　白芍12克　柴胡10克　郁金10克　瓜蒌12克　贝母10克　山慈菇10克　仙茅10克　仙灵脾10克　蒲公英15克　鹿角霜10克

水煎服。这类病人，除医药之外，确应“节饮食，息恼怒，庶免乳岩之变”。(《外科真诠》)

（三）痰凝血瘀型

多发于青壮年妇女，初起时在乳房部生一肿块，形如丸卵，质地坚韧，表面光滑，扪之有滑动感，无疼痛，无寒热，生长缓慢，性情多急躁，少数有经前期胀痛等症状。舌苔脉象多无典型变异，证属肝郁痰凝，血气瘀滞。治宜活血散结，疏肝解郁。方用血腑逐瘀汤[84]去牛膝加白芥子、夏枯草。

乳癖部分病例能恶变为乳岩，因此对老年患者，经过三到六个月的辨证治疗，无效时，可行手术切除，以防癌变。术后仍宜服中药治疗，巩固疗效，以防复发。

三、医案举例

黄某某，女，32岁，农民，山西祁县人。1978年4月12日初诊。

1977年4月份发现右乳内生一肿块，劳累后增大，不久左侧乳房内亦起一肿块，有随月经而消长的现象，经期恶心，头晕，乳房胀痛。肿块一年来渐渐增大。经××县医院

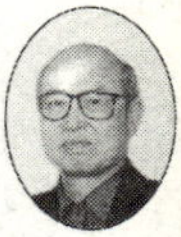

及我院门诊，诊为乳腺增生病，建议手术治疗。因患者需回家准备，要求先服中药治疗。

查体：左侧乳房外上象限，有4厘米×5厘米大小，不规则可活动的肿块，右侧乳房外上象限有3厘米×4厘米活动性的肿块。质韧，隐痛，胸胁胀闷，食欲不振，苔薄白，脉弦细。此乃肝郁痰凝之症。治宜疏肝理气，化痰散结。方用逍遥蒌贝散[83]加减。处方：

当归10克　白芍15克　柴胡10克　郁金10克　白术10克　香附10克　瓜蒌15克　贝母10克　生牡蛎15克　鳖甲12克　赤芍10克　红花6克　陈皮10克　水煎服。

服上药5剂后，又来复诊。左侧肿块基本消失，只剩枣核大小，右侧乳房肿块缩小为2厘米×3厘米，质软，时有微痛，胸背部时而不舒。上方继服20剂，患者诸症消失而痊愈。

1980年4月随访：乳癖未再复发。

附：历代文献

1.《外科正宗》："乳癖乃乳中结核，形如丸卵，或重坠作痛，或不痛，皮色不变，其核随喜怒消长，多由思虑伤脾，恼怒伤肝，郁结而成。"（对症状描述，病机概括均较准确）

2.《外科真诠》："乳癖……年少气盛，患一二载者，……可消散；若年老气衰，患经数载者不治，宜节饮食，息恼怒，庶免乳岩之变。"（指出岩变的可能和预防措施。颇可贵）

3.《疡科心得集》：乳癖"良由肝气不舒，郁结而成……治法不必治胃，治肝而肿自消矣。逍遥散去姜薄加瓜蒌、半

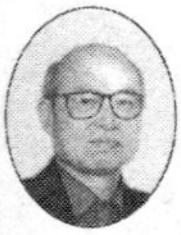

夏、陈皮、人参主之。方中瓜蒌、半夏专治胸中积痰，去肿尤易消也。”（此经验之谈，屡试不爽）

第三节　乳　痨

乳痨是一种慢性化脓性乳房疾病。发病率并不很高，但缠绵难愈，在临床上时可遇到。一般相当于现代医学“乳房结核”。

一、病因病机

本病多因素体阴虚，肝郁气滞，脾失健运，痰浊内生，凝聚于乳中不化而成，郁久化热，成脓溃腐，久久不愈，气血更伤，至后期失治，亦有阴伤胃败者。现代医学认为乳房结核大多是结核杆菌血行传播的结果。原发病灶多为肺或肠系膜淋巴结核。

二、辨证论治

一般可分两期治疗。

（一）初期

病人常为20～40岁青壮年妇女，病情进展缓慢。初起时乳房中有一个或数个结块，形如梅李，质硬不坚，推之可以移动，皮色不变，触之不甚疼痛，与周围组织分界不清，逐渐与周围及皮肤粘连，推之不动，肿块渐大。患侧腋下臖核肿痛。全身可伴有疲乏无力，低烧盗汗，食欲不振，夜睡不宁。苔薄白，脉细微数而无力。证属肝郁气滞，痰湿凝

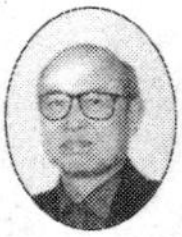

结。治宜疏肝理气，化痰散结。方用逍遥蒌贝散[83]水煎服。阴虚盗汗明显者，加元参、麦冬、银柴胡、地骨皮；局部感染红肿者，加蒲公英、猫爪草、金银花。

外治：阳和解凝膏[36]掺桂麝散[38]外敷。

（二）破溃期

如消之不应，或失于调治，经数月后，乳房中结块增大，其中间渐软，并有隐痛，按之应指者，脓已成，此时多全身寒热交作。往往有未溃先腐，逐渐通破，流脓清稀，夹杂豆腐渣样物质，疮内腐肉不脱，肉芽苍白水肿，周围皮色紫暗，往往窜延胸胁腋下。其疮久不收口，内病渐加，可见午后烦热，干咳颧红，夜间盗汗，纳差乏力，舌质红少苔，脉虚细数。证属气血双亏，阴毒不尽。治宜气血双补，养阴托毒。方用归脾汤[85]加白芷、皂刺、元参、连翘；若见阴虚之证，方用六味地黄丸[25]加生牡蛎、地骨皮、生黄芪，局部肿硬者，加夏枯草、猫爪草、连翘。不论已溃未溃，可兼服小金丹[86]。每服一粒，打碎吞服。

外治：腐肉不脱者，九一丹[48]外敷；久不敛口者，可用链霉素药粉外敷；成窦道者，可参照乳漏外治。

本病治疗配合西药抗痨药物治疗，疗效更为可靠。中西药结合使用，相得益彰，可以缩短疗程，提高疗效。

三、医案举例

王某某，女，30岁，太原河西人。1978年4月21日初诊。

病已多年，左乳房内有多个结核，质硬而颇光滑，周围有粘连倾向，有两处破溃疤痕，疼痛。1977年经省××医院病理检查确诊为“增质性结核”。全身伴有疲倦无力，食

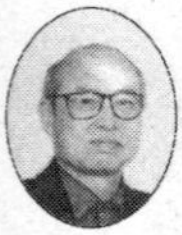

欲不振，月经前双侧乳房皆憋胀难受，苔薄白，脉弦细滑。证属肝郁痰凝。治宜理气解郁，化痰软坚。方用逍遥蒌贝散[83]加减。处方：

当归12克　赤芍10克　柴胡10克　茯苓10克　焦白术10克　香附10克　木香10克　瓜蒌10克　贝母10克　生牡蛎15克　神曲10克　甘草6克　水煎服

二诊（5月15日）：上方服十二剂，乳房结核疼痛消失，质软，精神好转，上方加百部10克、猫爪草10克、鳖甲30克水煎服。

三诊（8月8日）：上方服十五剂，乳房肿块基本消失，无压痛，但在月经前双乳仍有憋胀感、腰困，月经后延，四五十天一行。治以逍遥散[9]加龟板、赤芍、丹参、川断、桑寄生等调理善后。乳房结核临床治愈。

附：历代文献

1.《外科理例》："一妇乳内肿一块如鸡子大，劳则作痛，久而不消，服托里药不应，此乳劳症也。肝经血少所致。"（此为乳痨最早的记载）

2. 徐灵胎批《外科正宗》："忧思过度，左乳结核如桃。（徐曰，此名乳核）半年，似痛非痛，咳嗽生痰，身发潮热，诊之脉微数而无力。"（对病因与全身症状叙述较准）

3.《医宗金鉴》："乳痨……耽延数月，渐大如盘如碗，坚硬疼痛，根形散漫，串延胸肋腋下，其色或紫或黑，未溃先腐，外皮霉点，烂斑数处，渐渐通破，轻津白汁，重流臭水……日久……午后烦热、干嗽、颧红、形瘦、食少、阴虚等证俱见，变成疮劳。"（观察仔细）

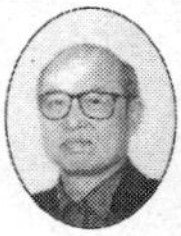

第四节　其他乳病

乳　疬

乳疬是发生在乳晕部位的一种良性肿块。多由于体质素虚，肝郁气滞，痰浊凝结乳晕而成，或与冲任不调有关。若男子多由于肝虚血燥，肾虚精亏而致。本病相当于现代医学乳房发育症。

辨证论治：

本病多见于女子的青春发育期，也见于中年和老年的男子。初起在乳晕中央生一肿块，如杏核大小，呈扁圆形，质地微硬，疼痛轻微，摩擦触碰则痛，皮色如常，稍可活动。多数为两侧均生，但亦有单发于一乳者。发病经过数月可以自行消散，一般均不成脓溃破。

治疗以调理冲任，理气化痰，和营散结为主。常用逍遥散[9]加减。处方：

当归10克　白芍10克　柴胡10克　茯苓10克　白术10克　半夏10克　青皮10克　仙茅10克　仙灵脾10克　鹿角霜10克　炮甲珠10克　水煎服。

或用散结灵[87]，每服四片，每日二次，温水送下。

乳头风

乳头风一名乳头破裂。是哺乳妇女特有的疾患，以初产

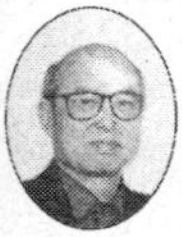

妇为多。其特点是乳头干燥而裂伤，痛如刀刺。其主要原因是，产妇乳头内缩，小儿强吮，被咬破，加之肝胃湿热蕴结而成。

辨证论治：

患者乳头表皮脱落或皲裂，痛如刀刺，哺乳时加剧，流血水，或流黏液，外结黄痂，愈后容易复发。如果处理不当，能引发乳痈。

治疗一般不必内治，湿热重者，可用龙胆泻肝汤[88]清泄湿火。同时嘱患者停止哺乳三五天，（可用吸乳器吮尽乳汁，避免淤积）。外用甘油润之，或用生肌玉红膏[58]薄薄涂之。最好的办法是预防其发生，产妇在产前即应用温水清洗乳头，缓缓将乳头拉长，如此坚持几天，产后一般可避免小儿因乳头短而强吮致破的情况。

乳汁不足

乳汁不足主要有两种情况，一为乳腺不畅，虽能产乳，而乳汁不足；一为气血虚弱，乳汁化生之源不足，而致乳少。治疗前者之法为理气和营以通乳，因肝主疏泄，肝郁气滞，则排乳不畅。处方：

当归10克　赤芍12克　香附10克　王不留行12克　路路通10克　水煎服。

后者的治疗之法以大补气血为主。因乳汁为气血所化生，气血不足则生化无源。药用：

生黄芪30克　当归30克　王不留行10克　党参10克　虾米30克　水煎服。

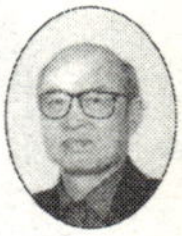

虾米催乳，原系民间验方，加于本方后，经临床使用，得效者甚众。

总之，乳房疾病的治疗总纲，应以疏理气机为主。正如清代余听鸿所说：“若治乳从一气字着笔，无论虚实新久，温凉攻补，各方之中，挟理气疏络之品，使其乳络畅通。……自然壅者易通，郁者易达，结者易散，坚者易软。”此实为历练通达之见。

附：历代文献

1.《医学入门》：“盖由怒火房欲过度，以致肝虚血燥，肾虚精怯，不得上行，痰痕凝滞，亦能结核。”（此约指男子乳房发育症）

2.《疡科心得集》：“乳头风，乳头干燥而裂，痛如刀刺，或揩之出血，或流黏水，或结黄脂，此由暴怒抑郁肝经，火邪不能施泄所致。”（指乳头破碎，为较早之记载，最早见于《外科理例》）

3.《外科理例》：“夫乳汁乃气血行化，在上为乳，在下为经，若冲任脉盛，脾胃气壮，则乳汁多而浓，血衰则少而淡，所乳之子亦弱而多病，此自然之理也。……三因论云，产妇乳脉不行有二：有气血盛闭而不行者，有血气弱涩而不行者。虚当补之，盛当疏之。盛者当用通草、漏芦、土瓜根辈，虚者当用炼成钟乳粉、猪蹄、鲫鱼之类，概可见矣。亦有乳出不止者，多属于虚不约束也。”（其说理、论证、用药皆精，可资参考）

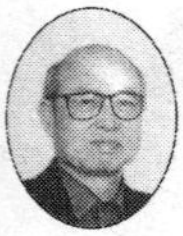

第四章 肿 瘤

第一节 概述

肿瘤是整体疾病的一种局部表现，是机体组织细胞的一种异常的增生。一般分为良性与恶性两种。良性肿瘤对人体危害较小，而恶性肿瘤对人体的危害较大，治疗困难。

中医对肿瘤的认识，早在《内经》中就有描述，如“肠覃”、“石瘕”，以及《难经》中的“积聚”。隋代《诸病源候论》中的“癥瘕”，“石痈”、“石疽”等记载，病因证治都较明确，多属于肿瘤范畴的疾病。对体表之良性肿瘤，《诸病源候论》便定名为“瘤”，并且对症状和预后的记载颇较准确。

中医将内脏肿瘤称为癥、瘕、积、聚，将体表肿瘤分为三大类：瘿、瘤、岩。

一、瘤

最早见于《灵枢·九针篇》，有留滞不行之意；是体表的赘生物，故又名“赘瘤”。随处可生，界限分明，初起无热无痛，日久偶可破溃化脓，多属良性肿物。《诸病源候论》说：“瘤者皮肉中忽肿起，初梅李大，渐长大，不痛不痒，又不结强，言留结不散，谓之为瘤。不治乃至坭大，则不复

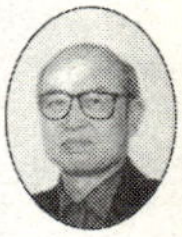

消，不能杀人。”后世的记载很多，以《洞天奥旨》所述较为系统。

瘤大致分为六种：

1. 筋瘤：初起细小，筋蓄而屈，屈久成瘤，色紫而坚，青筋盘曲如蚯蚓。（相当于静脉曲张及浅表静脉瘤）

2. 血瘤：微紫微红，软而不痛，皮肤隐隐如缠红丝，擦破血流不止。（相当于海绵状血管瘤）

3. 肉瘤；软若绵、硬若馒，皮色不变，不紧不宽。多自肌肉肿起，按之宣散，其根阔大，不痛不溃，无所痛苦。（气血凝结所致，宜行痰开郁。类似脂肪瘤或肌纤维瘤。）

4. 气瘤：时软时硬，不红不痛，随喜怒而消长。（七情郁结，营卫不和所致。类似神经纤维瘤等。）

5. 骨瘤：色黑皮紧，高起如石，推之不移，深贴于骨。

6. 粉瘤：粉瘤又称脂瘤，大而柔软，久则肿大，切开以后，内有包囊，储有异物，古称有脂粉、黑沙、发、虱等物。（相当于现代医学的皮脂腺囊肿、皮样囊肿等）

二、瘿（又名瘿气，俗称“大脖子”）

瘿如缨络之状而得名。即颈部绕喉而生的肿物，相当于现代医学的甲状腺肿大一类疾病，古人统称为“瘿瘤”。二者均为体表肿块性疾病，其区别为：瘿好发于颈部，瘤发无定处。

总之，瘿瘤“原因七情劳欲，复被外邪，生痰聚瘀，随气留住……总皆气血凝滞而成。”（李梴《医学入门》）此外，还有气阴不足、血热、毒攻及冲任失调等原因。

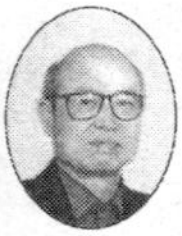

三、岩证

岩是生于身体上的恶性赘生物，其肿块坚硬如石，状如山岩而命名。相当于现代医学的癌症。

关于岩证的记载，早在隋唐时代《巢氏病源》、《千金方》等文献中已有，不过当时把这一类疾病称为“石痈”。例如《巢氏病源》说：“石痈者亦是寒气客于肌肉，折于血气，结聚而成，其肿结确实，至牢有根，皮核相亲……。”《千金方》：“疗石痈，坚如石，不作脓”。到了后世的医书中，则有更进一步的描述与论治。历代外科医书中记载较多的大致有：失荣、舌岩（菌）、石疽、乳岩、肾岩、茧唇等，此外还有一种名为“阴茄”的，（见《窦氏疮疡全书》）可能是子宫癌。外科一般很少遇到。现在看来癌症就更多了，一般的恶性肿瘤，都可属于外科治疗范围。

本病的特点：多发于四十岁以上，局部形状如岩穴，肿块凹凸不平，边缘不整齐，坚硬如石，不能移动，溃后似脓非脓，臭水污秽，易出血，难收敛，不易治愈，每多危及生命。

（一）病因病机

岩证的病因，迄今还不十分明了。中医学十分重视全身经络脏腑的气血活动和精神因素的影响，认为岩证的发病与情志内伤，肝郁气逆，思虑伤脾，以致经络滞塞，热毒内结等病理变化有关。

岩证的发生，一般认为是“发于肝，成于脾。”就是说，早期多因郁怒伤肝而生，晚期多因思虑伤脾，气血日衰而成。如乳腺癌、肝癌、胰腺癌等多如是。

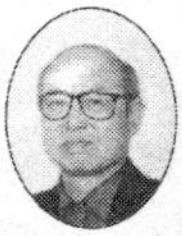

岩证的发生和原发脏器的机能障碍有关。如食道癌（噎膈）和胃癌（反胃），可能因饮食偏嗜，过食辛热香燥之物，使津液渐亏，日久而气血瘀结，成为致病的重要因素。某些胃癌、肝癌，常为该脏器的原有病变的恶化等。

岩的发生部位，还表现在脏器和经络的相互关系上。如舌岩的发生，多为心脾二经郁热火毒，循经上扰的证候（舌为心之苗，脾脉系舌本）。肾岩（阴茎癌）的发病和肝肾阴亏，虚火郁结有关（前阴为肾所主、肝经所过）。

总之，中医对岩证发病的基本观点是：在各种因素作用下（以七情内伤为主），阻碍了脏腑经络的功能，即正气先衰而后由于热毒、瘀血、痰湿凝聚于经络而成。

一般来说，岩证发病后，机体与病邪之间出现了邪盛正衰的变化。首先是由于正气内虚，不能抵抗外来刺激，从而引起岩证的发生。表现为一方面是岩症的肿胀、坚实，生长扩大，糜烂等邪实的表现；另一方面是气血越来越不足，引起渗液流津，出血，进行性的消瘦衰竭等正虚的表现。所以解决邪和正、攻和补之间的辨证关系，是认识本病和治疗本病的一个基本问题。

（二）诊断要点

1. 年龄：癌症以四十岁以上者多见，肉瘤则多发生于青少年。

2. 发病过程：发病慢，病程长，晚期发现者多。

3. 肿块的特点：坚硬如石，凹凸不平，边缘不整，常与周围组织粘连在一起，推之不移（即皮核相亲），多顺着淋巴管方向向外扩散如“蟹足”。

4. 溃破后：越溃越坚，与周围组织粘连越紧。岩突不

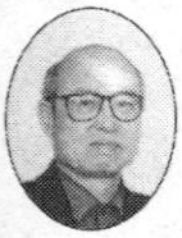

整，有菜花状、石榴状、杨梅状、蘑菇状等。分泌物似脓非脓，似血非血，清稀污秽，具有特殊之臭味。

5. 全身症状：久病之后，气血衰败，死证出现。晚期多剧烈疼痛。

（三）治疗法则

中医治疗岩证也是用整体治疗的方法，应用辨证论治的规律，从而达到治本清源的目的。仅从现在来看，在病的早期，往往能取得一定的疗效，在病的各个阶段中，亦能以适当的辨证论治疗法，以达到延长寿命的愿望，因此，是值得研究的。具体治则大致有：①益气养血；②补益肝肾；③开郁理气；④清热解毒；⑤活血化瘀、消肿溃坚；⑥补益托毒。但是，千百年来的医疗实践证明，以上这套一般的治疗方法，对岩证的认识是非本质的。所以治疗效果不佳，基本上没有控制了岩证对人类的危害。我们有必要寻找一套新的辨证论治的规律。这也是有可能的。从祖国医学的发展来看，从《内经》到《伤寒论》是一个重大的发展，汉朝时，伤寒对人类的威胁可谓大矣，仅从张仲景一家来看，向余二百，建安纪年以来，犹未十稔，其死亡者三分有二（约140～150人）伤寒十居其七（约105）。可见一斑。张仲景总结前人经验，发展创造了六经辨证法，基本上掌握了伤寒病的规律，解决了这个问题，从而开创了辨证施治之先河，后人崇之谓“医圣”。从伤寒论到温病学派的兴起，并非简单的学术争论；当时温热性的传染病猖獗地威胁人类的生存。天花、流脑等疾患即中医的温病，疫疠，使整村整庄的人死亡熄灭，而用原来的仲景之法，不仅无助于病，多有害于命，于是医家在中医理论指导下，经过大量的实践验证，叶天

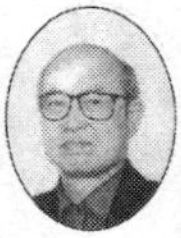

士、吴鞠通等人逐渐掌握了这类疾病的规律，用营卫气血、三焦辨证的法则，控制了温病的泛滥，对我中华民族的医学发展，可谓有不朽的功劳。现在的癌症，虽然危害至大，比之于当年，尚不足为怪。而我们现在有正确的政策保证，有发达的现代医学和高度发达的现代科学的帮助，只要我们勤求古训，勇于实践，在不久的将来对癌症的规律，能够认识，能够掌握。我们的先辈对癌症已有许多独特见解。比如《洞天奥旨》，认为乳岩（癌）“大抵皆阳证，不比他痈有阴有阳，不必分阴阳，以定治法，但当别先后为虚实可。”这与中医传统理论可谓离经叛道了。所以他主张用“化岩汤”治疗乳岩。方为：人参 30 克　白术 60 克　黄芪 30 克　当归 30 克　忍冬藤 30 克　茜根 6 克　白芥子 6 克　茯苓 10 克，并有良效。无独有偶。后世晚清徐半龙也曾说：“乳岩初起知觉，即益气养荣，服大补之剂，犹可消散。若行气补血，则速其成。”亦是独特之见。现在各地亦有很多癌症治愈的个别案例。如四妙汤[61]加味治愈湿疹样乳头癌等等。所以我们应该探求癌症的新的辨证论治的法则和规律。这是一件有重大意义的工作。比如乳腺癌、肺癌等初期多宜益气养血；而胃癌、食道癌、骨肉瘤、阴茎癌之早期，多宜补益肝肾。

（四）常用方剂举例

开郁理气类：逍遥散[9]，开郁散[89]，柴胡清肝汤[71]。

活血解毒消肿类：小金丹[86]，醒消丸[90]，散结灵[87]，犀黄丸[91]。

消肿溃坚类：阳和汤[13]合二陈汤[92]，散肿溃坚汤[93]。

补益类——归脾汤[85]，香贝养荣汤[94]。

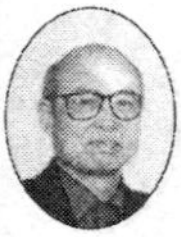

（五）具有抗癌作用的单味药

以下是国内外资料上查及的具有一定抗癌作用的部分药物，最好在辨证施治原则指导下，适量使用，可能会有更好的效果。供临床参考。

山豆根　土贝母　草河车　万年青　山慈菇　紫草　薏苡仁　蜂房　半枝莲　全蝎　蜈蚣　蛇蜕　蝉脱　三棱　莪术　木鳖子　木蝴蝶　槐蘑　皂角蘑　白花蛇舌草　乳香　没药等

附：历代文献

1.《灵枢·水胀篇》："石瘕生于胞中，寒气客于子门，子门闭塞，气不得通，恶血当泻不泻，衃以留之，日以益大，状如怀子，月事不以时下，皆生于女子。"（相当于子宫肌瘤等妇科肿瘤）

2.《灵枢·邪气脏腑病形篇》："脾脉……微急为膈中，食饮入而还出，后沃沫。"（这个症状与食道癌及贲门癌的症状相似）

3.《金匮要略》："朝食暮吐，暮食朝吐，宿谷不化，名曰胃反。"（相当于胃癌的症状）

4. 宋·《卫济宝书·痈疽五发篇》："癌疾初发，却无头绪，只是肉热痛，过一七或二七，忽然紫赤微肿，渐不疼痛，迤逦软熟，紫赤色，只是不破。"并附有图形。（这是中医外科医籍中第一次使用"癌"字。但从具体症状描述与其治法来看，还像是一般痈疽。但也不能除外包括了肿瘤一定阶段的症状）

5. 宋·《三因方》："夫血气凝滞，结瘿瘤者……瘿多

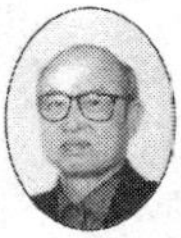

着于肩项，瘤则随气凝结……瘤则有六，骨瘤、脂瘤、气瘤、肉瘤、脓瘤、血瘤。”（此为六瘤说的最早记载）

6. 明·《外科枢要》：“夫瘤者，留也。随气凝滞，皆因脏腑受伤，气血乖违，当求其属而治其本。”（指明瘤与内脏有关，开人思路）

7.《洞天奥旨》：“盖粉瘤大而必软，久则加大，似乎有脓而非脓也，乃是粉浆藏于其内。……必挤净后用生肌药搽之，不再生，否则仍复长也。……筋瘤者，乃筋结成于体上也，……亦无大害，竟可以不治置之。……（原书论及粉瘤、筋、骨、石、气、血、肉等瘤，其症状描述，治法，禁忌等皆为经验之谈，对疗效有夸大之嫌，可资参考）。

8.《外科真诠》：“瘿者，如缨络之状，瘤者，随气留住，故有是名也。……且瘿症属阳，色红而高，皮宽不急，蒂小而下垂；瘤症属阴，色白而漫肿，皮嫩而光亮，头小而根大。”（此将瘿瘤分阴阳，古人一家之言。但他治瘤善行血化瘀，祛痰软坚，有一定实效）

第二节　气瘿与肉瘿

瘿是患于颈部的一类肿块性疾患。以状如缨络而得名。《医宗金鉴》载“瘿有五种：肉色不变者，为肉瘿；其筋脉现露者，名筋瘿；若赤脉交络者，名血瘿；随喜怒消长者，名气瘿；坚硬推之不移者，名石瘿。”现在临床常见者为气瘿与肉瘿。兹分别叙述如下。瘿大致相当于现代医学甲状腺肿瘤类疾病。

气　瘿

气瘿大致相当于现代医学的“单纯性甲状腺肿”和“甲状腺机能亢进症”。它们的共同特点是，颈部瘿肿，往往遇喜则消，逢怒则长。本病多因地区水质和情志郁结所致。《诸病源候论》中引养生方说：“诸山水黑土中，出泉流者，不可久居，常食令人作瘿病，动气增患。”说明瘿的发生与地区的水质有关。这和现代医学认为甲状腺素的原料——碘的缺乏引起本病的认识相仿。这一类瘿证多无全身症状。而另一类，多由于肝失条达，脾失健运，以致痰湿瘀结，或由肝肾阴虚、肝火上亢，灼津成痰所致者，多兼有全身症状，而且多见于女性患者。

辨证论治

根据临床表现一般可分以下三种类型论治。

（一）肝郁痰滞型

本病多见于山区、高原等流行地区，以 20～30 岁成人最多，但其他地区，其他人也偶有患者。一般全身症状不显著。颈粗瘿肿，弥漫肿大，边缘不清，皮色如常，按之皮宽不急，不觉疼痛，随吞咽而上下移动。部分肿胀过大呈下垂状，觉局部沉重，但不破溃。有因压迫气管而呼吸困难，压迫声带而声音嘶哑者。以上症状每因动气而增重。证属肝郁气滞，痰浊凝结。治宜理气解郁，消瘿散结。方用四海舒郁丸[95]加黄药子、元参、夏枯草等。并宜经常用海带或其他海菜佐餐。在流行地区现在已普遍采用食盐加碘法预防，收

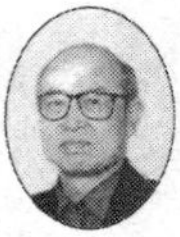

效甚显。若胸胁憋闷者，加瓜蒌、桔梗、枳壳；声音嘶哑者，加射干、青果、木蝴蝶；局部肿块呈结节状，肿硬者，加丹参、红花、三棱、莪术等。

（二）肝郁胃热型

本证多见于青壮年，以女性为多。颈部瘿肿或显或不显，多有急躁易怒，胸闷心悸，多食善饥，消瘦乏力，头晕眼花，甚或两眼突出，手指震颤，口苦唇干，口渴欲饮，舌质红苔黄，脉弦数。此证由情志失调，肝郁气滞或饮食偏嗜，胃内郁热，以致痰火积聚而成。治宜疏肝化痰，清热养阴。处方：

生石膏 30 克　知母 10 克　石斛 15 克　元参 12 克　柴胡 10 克　夏枯草 15 克　黄药子 15 克　海藻 10 克　黄芩 10 克　黄连 10 克　青皮 10 克

心悸失眠明显者，加远志、茯神、生龙骨、生牡蛎；消食善饥，大便干结者，加大黄，重用石膏、知母；眼突、手颤显著者，加钩藤、菊花、石决明；急躁易怒者，加栀子、丹皮；若经治疗，症状减轻而瘿肿不消者，可用桂枝茯苓丸(96)等活血化瘀兼平肝理气之药。

（三）阴虚肝旺型

头晕目眩，情绪激动，心烦易怒，面赤形瘦，畏热多汗，心悸易惊，夜寐不宁，善饥多食，瘿肿口苦，双眼突出，肢指震颤，全身乏力，舌质红，苔少，脉细数。证属阴液亏损，肝阳上亢。治宜育阴平肝，养心宁神。处方：

大生地 15 克　元参 15 克　当归 10 克　白芍 12 克　生龙骨 30 克　生牡蛎 30 克　茯神 10 克　远志 10 克　黄连 10 克　黄药子 15 克

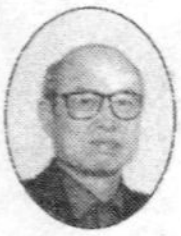

多汗者，加生黄芪、五味子；肝阳上亢太甚者，加珍珠母、钩藤；热退汗止，仅余瘿肿不消者，加桂枝、炮甲珠、海螵蛸；夜寐不安，乱梦纷纭者，加炒枣仁、柏子仁；心悸怔忡明显者，加朱砂、菖蒲。若有因服西药而白细胞下降者，可选用有升白细胞作用之中药如生黄芪、熟地、鸡血藤、鹿角胶、枸杞子、太子参、五味子、龟板胶等。

肉　瘿

肉瘿大致相当于现代医学的甲状腺腺瘤。它的特点是肉色不变，颈部起一卵圆形结肿，质韧光滑，随吞咽而上下移动。本证多因情志内伤，肝郁脾虚，痰湿聚结，经络阻隔，气血瘀滞，结而不散，发为瘿瘤。

一、辨证论治

本证多见于青年女性，在结喉附近有单个或多个瘿瘤，圆形或卵圆形，表面光滑，随吞咽而上下移动，按之不痛，一般无全身症状，或有胸闷或颈部憋胀感。证属肝郁气滞，痰湿凝结。治宜理气化痰，软坚散结。方用海藻玉壶汤[97]加夏枯草、黄药子、郁金。局部质硬者，加元参、生牡蛎、丹参、炮甲珠；阴虚不眠者，加生地、元参、柏子仁；胸闷憋胀者，加桔梗、川贝母。

总之，瘿病中不论气瘿、肉瘿都与肝郁痰凝有密切关系，而治疗大法，必须从治肝入手，郁者宜疏，亢者宜平，热者宜清，虚者宜补。

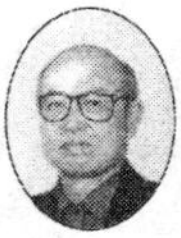

二、医案举例

刘某某，女，23岁，职工，忻县人。1978年2月12日初诊。

1976年发现性情急躁，眼球突出，甲状腺肿大。当地医院诊为甲状腺机能亢进症。1977年11月份症状加重，于是住忻县××医院治疗。用西药硫氧嘧啶等治疗，效果不明显，于是来并求治。患者心悸气短，畏热多汗，善饥多食，每餐七八两粮仍感不足，大便多，急躁易怒，消瘦乏力，苔薄黄，脉弦细数。诊为甲状腺机能亢进症，证属肝郁胃热，阴液受损。治拟疏肝宁心，清热养阴。处方：

①柴胡10克　黄芩10克　生石膏21克　石斛12克　元参15克　麦冬10克　生龙骨15克　生牡蛎15克　当归10克　茯神10克　远志10克　黄药子15克

②夏枯草30克　海藻10克　昆布10克　黄芪24克　五味子10克　远志10克　生龙骨30克　生牡蛎30克　黄药子15克　当归10克　茯神10克

以上两方水煎服，交替服用。

二诊（4月26日）：上两方服二月余。体重增加，心慌、气短消失，食欲大便正常，突出的眼球，基本恢复，唯留轻度甲状腺肿大，性情急躁。治以疏肝解郁，消瘿软坚。处方：

夏枯草15克　海藻12克　昆布10克　元参15克　生牡蛎10克　连翘12克　白芍10克　柴胡10克　黄药子15克　丹参24克　炮甲珠10克

水煎服12剂后，诸证遂安，嘱改服散结灵(87)善后。

按：甲亢虽然大致可分为“肝郁胃热”和“阴虚肝旺”两型论治，但在同一个患者身上往往二型交错出现，很难截然分开，所以用药时，应药随证变。本患者因外地而来，故拟二方嘱其交替服用，并且配合西药治疗，故经二月而收效。据文献报告，海藻、昆布等海味药品，含有丰富的碘，能减少甲状腺素分泌，从而使甲状腺肿大得到控制；黄药子和夏枯草等能使甲状腺吸碘率降低，有利于甲亢恢复；并且这一类药物多有软坚散结之效。故为临床上常用之品。

附：历代文献

1.《山海经》：“天目之山，有草如菜，名曰杜衡，食之能令人瘿。”（此为我国最早食物致瘿的记载）

2.《肘后方》：“疗颈下卒结，囊渐大，欲成瘿，海藻酒方：海藻一斤去盐、清酒二斤。”（此为用含碘药物治瘿的较早记载）

3.《诸病源候论》：“瘿者由忧恚气结所生，亦由饮沙水……搏颈下而成之……皮宽不急，垂槌槌然是也。”（对病因认识较全面）

4. 宋·《圣济总录》：“石瘿与泥瘿，则因山水饮食得之，忧瘿、劳瘿、气瘿则本于七情，情之所感，气则随之，或上而不下，或结而不散。”（对病因及分类之认识又进一步）

5. 明·《普济方·五瘿》制五瘿丸内有羊靥百枚，与诸药“捣筛为末，以牛羊髓脂和为丸，如梧桐子大，日服三丸。”又方“取鹿靥以佳酒浸令汁出，炙干，内酒中，更炙令香，含咽汁，味尽更易，尽十具愈。”（靥即甲状腺及附近

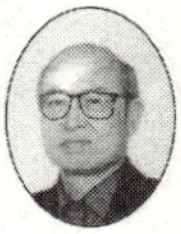

组织，此为我国用动物甲状腺治本病的较早记载）

第三节　乳岩

乳岩是外科最常见的岩证之一。绝大多数发生于妇女，尤以四十岁以上的妇女患此居多。患者多为寡妇，或为未曾生育者，或为既往乳窍流血水者。久积忧郁，乳房中结块肿硬，不红不痛，推之不移，经久不消，乳腺逐渐萎缩等为本病初期特点。再者由于其位居浅表，易于发现，早期治疗，效果较好，故本病是极应重视早期诊治的一种疾病。它相当于现代医学的“乳腺癌”。

一、病因病机

①忧思郁怒，肝脾气逆。由于乳部属肝胃二经，恚怒忧思，肝脾两伤；肝伤气郁则易化火，脾伤健运失职则易生痰；有形之痰浊与无形之气火相互交凝，聚结成核，日结月累，发为本病。②肝肾不足，冲任失调。或由于冲任失调，气血运行失常，气滞血瘀，阻于乳络而生。③热毒蕴结，积久化火成毒，以致毒热壅结，而成坚核。乳岩发病前乳窍流血，发病后肿块处网布血丝，溃后出血臭秽。这都与热毒有关。待其溃烂，则渗液流津，出血污秽，耗阴伤血，最后导致气血衰败，五脏俱损。古人多认为是“百人百必死”之证。现代医学对乳腺癌的病因尚未明确，多认为与内分泌失调，雌激素产生过多，引起乳腺上皮细胞过度增生有关，此外病毒感染，化学致癌物质的作用，局部组织细胞损伤变异

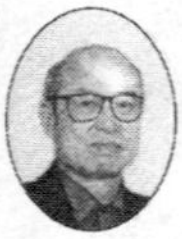

等都有一定关系。值得注意的是，近几年来国内外学者，对精神因素的致癌作用，逐渐予以重视。有人曾推论“消极情绪状态，可能通过神经体液系统，使垂体激素和卵巢激素的分泌失调，这与乳腺癌的发生有一定关系”。“长期的或强烈的焦虑、恐惧和惊恐往往使乳汁分泌减少。”而“乳汁的瘀积与乳腺癌的发生有一定关系”。

二、辨证论治

根据乳岩的症状，以及早期疗效较好的特点，兹分四期论治如下：

（一）早期

初期多无自觉症状，多在无意中或普查时，扪及乳房内有硬块，缓慢增大，凸凹不平，质地坚硬，不红，不热，不痛，与皮肤尚无粘连，腋下一般无臀核，全身一般无明显症状，或有精神不佳，食不知味，性情急躁，苔薄白，脉弦细或涩滞。此乃正气不足，气郁痰凝，聚结乳房所致。治宜益气养血，解郁散结。处方：

黄芪30克　人参6克　青皮10克　瓜蒌10克　当归10克　赤芍10克　川贝母10克　甘草6克　水煎服。

（二）中期

乳房肿块渐大，如鸡子大小，乳房抬高，乳头渐内缩，肿块表面呈橘皮样变化，扪之肿块凹凸不平，不易推动，甚或固定不移，质硬如岩，同侧腋窝可触及增大之臀核数枚，全身可有精神郁闷，食欲不佳，胸次不适等症状，苔白或腻，脉弦细。证属肝郁气结，痰凝血瘀。治宜疏肝理气，化痰祛瘀。方用逍遥蒌贝散[83]加白芥子、三棱、莪术、半

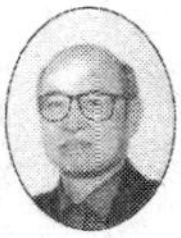

枝莲。

乳房胀痛者加王不留行、丝瓜络；局部肿硬，肤色紫暗者，加鸡血藤、丹参；气虚体弱者，加人参、黄芪；阳虚者，加仙茅、仙灵脾、巴戟天。或可配合服用消瘤丸[98]。

外治可用太乙膏[29]掺阿魏粉外敷，或外敷消岩膏[99]。

（三）晚期

肿块隆起处，色紫光亮，内含血丝，不久自行破溃，污水自流，脓汁腐臭，随后形成口大底小，边缘参差，形如岩穴，或如泛莲，而后则剧烈疼痛，全身可伴有形体消瘦，心悸气短，或面色晦暗，潮热乏力，月经不调，色暗有瘀块，舌质红或有瘀斑，脉细略数。最后往往因气血衰竭，或出血不止而死亡。此证溃后翻花，脓汁恶臭，疼痛不绝，乃气滞血凝，血肉腐败，收口期之逆证。其中形体消瘦，心悸气短者，多由渗液流津导致气血大伤；其面色晦暗，消瘦乏力，月经不调等多属肝肾阴虚。治疗之法，气血双亏者，宜滋补气血，理气化痰，可服香贝养荣汤[94]。肝肾阴虚者，宜滋补肝肾，化痰逐瘀。方用六味地黄汤[25]加川贝母、瓜蒌、半枝莲、丹参、鸡血藤。若局部皮肤破溃，渗血、出血，发热者，加血余炭、仙鹤草、金银花、蒲公英；外用云南白药[56]。若破溃翻花，流脓恶臭者，加土茯苓、生苡仁、槐花等。

外治：用大蟾蜍一只，捣泥敷贴患处，用纱布包扎，一天一易。或将海浮散[100]掺于疮面，外以生肌玉红膏[58]盖贴。

（四）当前乳腺癌早期发现者，多以手术根治，提高了疗效。为了预防扩散及复发，可服中药益气养血，解毒抗癌。处方：

黄芪30克　党参10克　当归10克　半枝莲80克　白花蛇舌草30克　生苡仁30克　神曲10克　水煎服。

若术后，发生患肢浮肿，沉重，日久难消，此乃气血瘀滞，经络阻遏所致。治宜益气活血，利湿通络。处方：

生芪黄30克　生苡仁30克　丹参15克　鸡血藤15克　片姜黄10克　桑枝30克　桂枝6克　丝瓜络10克　猪苓10克　水煎服。

三、医案举例

《济阴纲目》载：一妇年六十，厚味郁气而形实多妒，性急，忽左乳结小核如棋子大，不痛，自觉神思不佳，不知食味，才半月。以人参调青皮、甘草末，入生姜汁，细细呷，一日夜五六次，至五七日消失，此乃乳岩之始，若不早治，隐至五年、十年则为不治之症。

又载一例，薛氏医案：乳岩……若一有此，宜戒七情，远厚味，解郁结，更以养血气之药治之，庶可保全，否则不治。曾有一妇，服益气养荣汤百余剂，血气渐复，更以木香饼灸之。喜其谨疾年余而消。余不信，乃服克伐行气之剂，如流气饮，败毒散，反大如覆碗，自出清脓，不敛而殁。

按：关于乳腺癌初起，当以益气养血论治。古代名医多有论说。而治验案例记载亦常可见。这与现代医学认为自体免疫功能减低或失调，使抗癌因素变为致癌的条件，是殊途同归，而古人所用之药如黄芪、人参等多能加强免疫功能，确有抗癌之力。这可谓难能可贵了。但当前的许多报道，即使用扶正法，多在后期，病人虚象毕露时才用，用之晚矣。

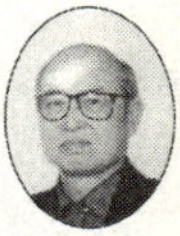

所以我们认为，对癌症的辨证施治，不能囿于一般规律。在初期即用大剂补益气血，或补益肝肾，庶可力挽狂澜，有益病人。

附：历代文献

1. 元代《丹溪心法》：妇人“若不得于夫，不得于舅姑，忧怒郁闷，昕夕积累，脾气消沮，肝气横逆，遂成隐核，如大棋子，不痛不痒，十数年方为疮陷，名曰妳岩”。（此首次记载乳岩。古岩、巖、癌通用）

2.《外科理例》：“乳岩四十以下者可治，五十以上者，不可治，治之则死，不治反得终天年。”（乳岩与年龄有关）

3.《外科正宗》：“初如豆大，渐若棋子；半年一年，二载三载，不痛不痒，渐渐而大，始生疼痛，痛则无解，日后肿如堆栗，或如复碗，紫色气秽，渐渐溃烂，深者如岩穴，凸者如泛莲，疼痛连心，出血则臭……名曰乳岩。”（对症状描述形象而精确）

4.《医宗金鉴·外科心法要诀》：“坚硬岩形引腋胸”，又乳岩“若年深日久，始觉大痛，牵引胸腋，肿如复碗坚硬……”（已观察到乳癌转移的情况）

第四节　骨肉瘤

骨肉瘤为常见的恶性骨肿瘤之一，好发于长骨的干骺端，多见于10～25岁的青少年。似与中医的部分“石疽”相似。如祁坤《外科大成》说：“膝部石疽，肿不变色，漫肿疼痛，坚硬如石。”清代张山雷亦说：“有顽痼之疾，初发坚块，附筋着骨……然偶有感触，而形块乃巨，于是有始作一抽之痛者，则大证已成，变动乃速，此唯石疽、乳岩有此奇变。而证已不可为矣。”从其症状、治疗、预后来看，都相近似。

一、病因病机

中医认为骨肉瘤主要是肾气不足，肾气不足则主骨生髓的功能不全，寒湿之毒乘虚侵入，使气血凝滞，郁久化热，热毒痰湿，蕴结骨骼而成本病。西医认为可能与外伤，感染，内分泌紊乱以及放射性物质刺激有关。

二、辨证论治

（一）寒湿毒滞型

患肢疼痛，夜间加重，孩童多以为外伤所致，或见膝或踝部肿大，可触及肿块，漫肿无头，坚硬如石，疼痛渐增。全身可伴有面色苍白，形渐消瘦，饮食欠佳，小便清长，舌苔薄白，脉沉细。病因辨证属寒湿郁滞，痰浊凝结，脉络闭阻，瘀血内生。治宜益气补肾，温经破瘀。处方：

生黄芪 30 克　当归 12 克　仙灵脾 10 克　肉桂 10 克　元参 15 克　鹿角霜 10 克　土鳖虫 15 克　丹参 30 克　乳香 6 克　没药 6 克

发于下肢者，加牛膝 10 克　防己 10 克　生苡仁 30 克；发于上肢者，加威灵仙 10 克，白芥子 10 克。

外治：生商陆适量加盐少许捣烂外敷患处。

（二）毒滞化热型

患部肿块急骤增大，周围肌肉萎缩，皮肤光亮，呈暗红

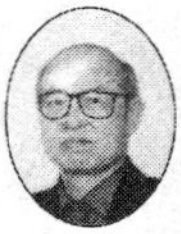

色，局部温度增高，全身症状可有食欲不振，余症不明显，苔黄白相间，脉濡数。证属毒聚筋骨，久而化热。治宜活血祛瘀，软坚化痰，清热解毒并进。处方：

野菊花15克　山豆根24克　土茯苓30克　海藻10克　山慈菇10克　生苡仁30克　血竭10克　三棱10克　莪术10克

若血瘀明显者，加桃仁、红花、土元；疼痛剧烈者，加元胡、罂粟壳。

外治：生商陆研末，淡盐水调敷，鲜商陆捣敷更好。

（三）肾虚毒盛型

局部肿瘤愈肿愈大，周围肌肉萎缩，全身低热，消瘦，面色黧黑，神疲纳呆，舌红少苔，脉虚细数。此证肿坚毒盛，肾阴受损，气血双虚，渐至绝证。治宜补肾益气，养血散结。方用调元肾气丸[101]加山慈菇、没药、土茯苓等。

外治：仍用生商陆研面，淡盐水调敷。

按：商陆外敷治疗石痈等证，从隋唐以来屡有记载。如《巢氏病源》、《千金方》、《外台秘要》等书均载之。后世医籍记载更详。如王洪绪《外科全生集》中就有两个病例，以此治愈。近来中医研究院王文鼎老中医，也报道内服阳和汤[13]，外用生商陆根加盐少许外敷，治愈癌症。可见商陆治癌确属有效之药品。

三、医案举例

李某某，男，10岁，学生，河南安阳人。1977年12月26日入院，住院号8583。

病史：右小腿肿痛三月余。1977年10月上旬，因患儿摔倒，发现右脚踝部疼痛，肿胀，久久不愈。经安阳、天津

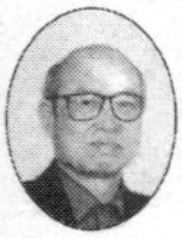

等地骨科医院确诊为右下肢成骨肉瘤。建议截肢，家长未接受。于是来太原治疗。

查体：发育尚可，营养差，久病面容，心肺未见异常，肝脾未触及。生活不能自理，需家长背行。右胫骨下端有8厘米×9厘米×1厘米大肿块，皮色不变，内踝外踝，胫腓骨皆有压痛。12月26日X片报告：右胫骨下干骺端骨质破坏，及骨膜反应呈Codmon氏之角，局部软组织肿胀，有斑点状致密阴影，周围骨质显疏松。其他无异常。诊为右胫骨下混合型成骨肉瘤。

患儿消瘦，右脚踝部肿胀，沉重，皮色不变，压痛明显，晚上痛甚，苔薄白，脉细滑数。证属湿热之毒，凝滞筋骨。治宜清热解毒，化瘀散结。处方：

海藻30克　野菊花15克　土元6克　血竭10克　三棱10克　莪术10克　山慈菇10克　牛膝10克　川大黄4.5克　山豆根30克　土茯苓30克　皂角刺15克　桃仁10克

水煎服，十二剂后症状无明显改善，又逢春节，患儿返回安阳，继服上方。同时用验方五种树枝等煎汤外洗，病情停止发展，慢慢的有所好转。直到1979年初，家长来信云患儿尚健在。

按：本患儿所用之方系王宁大夫所拟。王大夫曾以此方加减治愈一例骨肉瘤。本患者慕名而来。本例并不能说明是该药治愈。之后，笔者曾又用本方治疗几例骨肉瘤，均有一定效果，但最后皆不免死亡。今举本例的目的只想说明，在治疗癌症中，清热解毒法，仍不失为一项大法。但其规律尚未摸准，愿与同道共同探求。

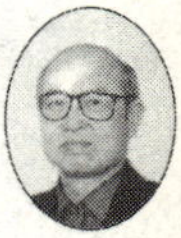

附：历代文献

1.《巢氏病源》石疽“由寒气客于经络与血气相搏，血涩，结而成疽也。其寒毒偏多，则气结聚而皮厚，状如痤疖，硬如石，故谓之石疽也。”（此论石疽病因病机）

2.《外科真诠》：“下石疽生于膝间，无论膝盖及左右俱可以生，坚硬如石，牵筋疼痛，肿如鸡卵，皮色不变，并无焮热，难消，难溃，难敛。”（症状似为骨肉瘤）

第五章　急腹症

外科急腹症是指以腹痛急剧发作，腹胀、呕吐、便秘等为主要特征的急性外科疾患。常见的有急性阑尾炎、胆道感染与胆石症、胆道蛔虫病、急性胰腺炎、肠梗阻等。古代医籍上称为肠痈、结胸、蛔厥、肠结等。中医对这类疾患均有丰富的记载，并积累了宝贵的经验。这些疾病具有发病急骤，病情复杂，变化多端的特点，所以在诊治时既要认准病，又要辨清证。就是说，既要按照现代医学方法作出疾病的诊断，确定疾病的病理性质、原因、部位及其发病阶段，从而迅速作出手术与非手术疗法的选择，又要按照中医理论准确辨证，以确定非手术治疗的法则。近年来，由于中西医结合工作的进展，对于急腹症的认识已渐趋一致。这里仅就临床常见的几种病证加以讨论。

第一节　急性阑尾炎

急性阑尾炎是外科最常见的急腹症。发病率约占住院病人的10%～15%，多见于青年人及中年人，男性病人约多于女性二倍。基本属于中医的肠痈范畴。《内经》中即有大肠痈、小肠痈主要症状的记载。《金匮要略》中总结出了肠痈辨证论治的基本规律，拟出了大黄牡丹皮汤[50]等方剂，

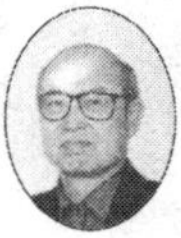

一直为后世所应用。到隋唐时代《诸病源候论》、《千金方》等对肠痈病因、病机、证治的认识就更系统、更细致了。及至明清更进一步积累了丰富的经验。为后人对阑尾炎进行辨证论治提供了有利的条件。

一、病因病机

常见的病因有：①饮食不节，如暴饮暴食，嗜食生冷、油腻，损伤脾胃，导致肠胃功能紊乱，糟粕积滞，湿热内生；②寒温不适，由于外邪侵入肠中，寒则气凝，热则气散，致使气血运行失常，经络受阻，气滞血瘀，郁而化热，遂成痈脓；③七情所伤，郁怒忧思，易伤肝脾，而使气机不畅，血行滞涩，肠内痞塞不通，易生食积、痰凝，久则化热为患；④妇人产前，胎热内生；产后体虚多卧，瘀血不尽，均能阻碍气机，使肠道气血不得畅通；⑤饱食后急剧奔走或跌仆损伤，以致气滞血凝，使肠道运化失常，浊气壅遏成痈。总之，以上种种原因，均可损伤肠胃，运化失职，糟粕积滞，引起肠道气滞血瘀。气滞则腹痛，气逆则呕吐不欲食；瘀久则化热，热盛则肉腐。临床可见腹痛加重，大便燥结，小便短赤等表现，久热郁蒸，腐肉成脓，积于肠道而成本病。若属邪盛正虚，还可出现一些变证。若热积不散，血肉腐败，脓肿扩大或郁而成块，形成阑尾脓肿；若热积肠间，与食水相搏，则肠道闭塞不通，出现痞满燥实坚的腑实证（肠梗阻）；热深不能外达，壅闭于内，则可出现四肢厥逆，此谓热深厥深的热厥。

现代医学认为，其病因病理主要是局部的感染、梗阻和血运障碍。

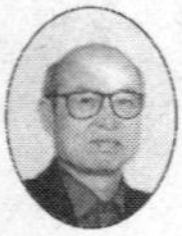

二、主要症状和体征

（一）转移性腹痛

腹痛是急性阑尾炎最常见，最早出现的症状。开始时腹痛多在上腹部或脐周围，多为阵发性。此即绕脐腹痛，走窜不定的气痛。经过数小时或十几小时后，腹痛即转移至右下腹部的阑尾所在部位，多为持续性疼痛。此即痛有定处，腹痛拒按的瘀血性疼痛。

（二）压痛和反跳痛

压痛是最重要的体征。压痛最明显之点在阑尾所处部位。一般多在脐与右侧髂前上棘连线的中外1/3交界处，即阑尾点（麦氏点），但往往由于阑尾的位置不同而有差异。因此，压痛对诊断早期阑尾炎极为重要，据此可以得知阑尾的大致位置及炎症波及范围。反跳痛是检查时把渐次加重压迫腹部的手突然放开，病人感到该部腹内剧痛。这是表示腹膜炎症刺激的存在。腹肌紧张是腹膜受刺激或腹膜炎的体征，可出现于蜂窝组织炎或坏疽性阑尾炎和阑尾穿孔所致腹膜炎。

腰大肌紧张试验：病人取左侧卧位，将左手压迫病人右下腹，右手引导病人右腿伸直后伸，如发生右下腹疼痛加剧为阳性。这表示阑尾位置接近腰大肌，有的患者就自动把右腿弯曲，以减轻疼痛，中医称为“缩脚肠痈”。

（三）阑尾穴压疼

足三里下一寸余，有70％左右患者有压痛点，此点称为阑尾穴，不仅有助于诊断，而且针灸此穴，治疗效果亦好。

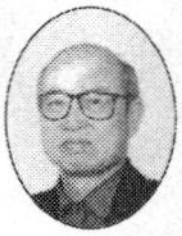

（四）其他症状

肠胃道症状出现较早，有恶心、呕吐、食欲减退，这都是胃气上逆，脾胃气滞的结果。全身症状有发热，一般在37.5℃～38℃左右，伴有口渴、尿黄、便秘或腹泻等。

三、辨证论治

根据临床表现特点，可分四型：

（一）瘀滞型

微热不寒，脘腹胀闷，体倦神疲，呕恶纳减，腹痛始于中上腹或脐周，之后转移至右下腹，若气滞重，则腹痛绕脐，走窜不定，肠鸣腹胀，若血瘀重，则痛有定处，拒按，胜似针刺，或有肿块，大便或稀或秘，小便清长或微黄，舌苔薄白或微黄，脉弦紧或细涩。证属气滞血瘀，但应辨清气滞重还是血瘀重。治以行气活血为主，辅以通腑解毒。方用大黄牡丹皮汤[5]加蒲公英、败酱草。气滞重者，加川楝子、木香、砂仁、川厚朴；血瘀重者，加丹参、赤芍；腹泻者，去芒硝，大黄改酒军，加六一散；若局部包块不消者，加红藤30～60克。

按语：此证相当于急性单纯性阑尾炎或阑尾脓肿消散期的后期，以及化脓性阑尾炎治疗好转期。本证一般均能用非手术疗法治愈。少数病例，可能由于阑尾本身梗阻，易反复发作，需手术治疗。

（二）蕴热型

发热（38℃以上）午后加重，恶寒或不恶寒，头痛头晕，呕恶纳呆，脘腹胀满，右下腹有局限性肿块，阵阵剧痛，咽干唇燥，口渴欲饮，便秘溲黄，口臭，舌质红，苔黄燥，脉弦数或洪数。若湿重者，则胸脘痞闷，口渴不欲饮，身热不扬，呕吐较重，便溏不爽，小便黄浊，舌红，苔黄或黄腻，脉弦数或滑数。此乃气滞血瘀，久而化热，或湿热蕴结的证候。临证时重点应辨清，湿与热孰重孰轻，用药才能恰到好处。治法宜通腑泄热，活血解毒并重。重用大黄牡丹皮汤(5)加银花，蒲公英、败酱草。疼痛较重者加赤芍、元胡；湿热重者，加生苡仁、藿香、佩兰、黄连；小便黄浊者，加车前子、滑石。

按语：本证相当于急性蜂窝组织炎性阑尾炎及坏疽性阑尾炎之早期。所以应该在做好手术准备的情况下，进行非手术治疗，大部分病人可用中药治愈。

（三）毒热炽盛型

腹痛自右下腹扩展，遍腹皆痛，拒按，甚至腹皮硬痛，并有恶寒高热（39℃以上），口干渴饮，面红目赤，唇干舌燥，大便秘结，小便赤涩或尿痛，舌质红绛，苔黄燥或黄腻，脉象洪滑数大或弦数有力。更严重者，热毒伤阴损阳，出现精神委靡，四肢厥冷，自汗腹胀，呼吸浅促，呕恶频作，脉微欲绝等中毒性休克的征象。证属肠腑实热炽盛，应注意出现变证，及时抢救。治宜清热解毒，通腑攻下。方用大黄牡丹皮汤(5)合白虎汤(4)加金银花、蒲公英。必要时一日两剂。热甚伤神者，可加用紫雪丹(67)之类；如有麻痹性肠梗阻时，加用甘遂通结汤(102)，急则治标；若右下腹触及包块，小者如鸡蛋，大者似紫茄，压痛，不活动，中等硬度，或有囊性感，此为阑尾周围脓肿形成，乃瘀血与热邪相结而成，治宜清热解毒、活血散结，上方加红藤、桃仁、红花、炮甲珠、皂角刺；外敷消结膏(103)。若阴损及阳，出现休克

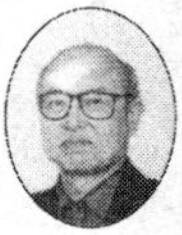

时，急用人参、附子、炮姜、大黄，水煎服。

按语：此证相当于严重坏疽性阑尾炎，或已穿孔合并腹膜炎或形成阑尾周围脓肿。此期变证多端，注意麻痹性肠梗阻和中毒性休克的发生。必要时应紧急手术治疗。而阑尾周围脓肿的中医治疗效果颇好，只要随着全身症状的变化，灵活辨证用药，绝大部分可以治愈。

（四）余毒未尽型

剧痛已止，疼痛减缓，患部有索条状结块，按之疼痛，食纳不佳，腹胀便溏，苔薄白，舌质淡，脉沉细或沉弦。证属余毒未尽，脾胃受损。治宜健脾和胃，清解余毒。处方：

党参10克　白术10克　淮山药15克　炒薏苡仁10克　陈皮10克　赤芍10克　丹参15克　丝瓜络10克　酒军6克　水煎服。

腹胀明显者，加川厚朴、大腹皮、炒莱菔子；瘀血痛重者，加红花、桃仁、木香、元胡。

总之，阑尾炎早期以气滞血瘀为主，后期热盛腑实为重。所以早期治疗，以理气活血为主，多能取得止痛消炎的效果。后期以清热解毒为主，而通里攻下乃是清热解毒的捷径。

四、医案举例

王某某，女，30岁，工人，山西汾阳人。1980年4月29日初诊。

一周前患腹痛，某院诊为阑尾炎，用抗生素等略缓解，今天上午，转移性右下腹疼痛、恶心、呕吐、吐出为胃内容物，伴寒热，全身不适，腰痛，大便干，小便黄。

查体：患者发育正常，痛苦面容，内脏正常，腹部膨大，妊娠六月，右下腹压痛明显；反跳痛不太明显，闭孔肌试验阳性。苔白腻，脉弦紧数。血常规：白细胞 14500/立方毫米，中性 87%，诊为妊娠合并急性阑尾炎。证属气滞血瘀，湿热蕴结之肠痈，治宜理气活血，清热解毒，兼护胎元。处方：

大黄 3 克　丹皮 10 克　蒲公英 30 克　败酱草 30 克　党参 10 克　广木香 10 克　川楝子 10 克　元胡 10 克　当归 10 克　杜仲 10 克　砂仁 10 克　甘草 6 克　黄芩 12 克

水煎服二副，同时肌注庆大霉素 4 万单位一天两次。此后患者症状明显缓解，腹痛减，腰困止，可以下地走动。5 月 1 日收入住院治疗时血象为白细胞 12100/立方毫米，中性 79%，再以原方调治至 5 月 9 日痊愈出院。

按语：妊娠期急性阑尾炎有发病率高，症状不典型，容易误诊，治疗困难的特点，手术治疗比较稳妥。本例尚属早期，但患者腰痛腰困，是胎气已伤的表现，所以我们在用药时以清热解毒为主，轻用行气活血之品，而选用黄芩既能清热，又可安胎，砂仁兼具理气安胎两种功能，杜仲补肾安胎。所以起到既能治病又能安胎的效果，病情缓解而安全。

宁某某，女，17 岁，太原人。1977 年 8 月 7 日入院，住院号 7923。

病史：右下腹部疼痛一天多。曾于 5 日吃生冷瓜果后腹泻，日十余次，脓样便，伴有腹痛，经服合霉素治愈。7 日早晨开始发现右下腹腹肌紧张，麦氏点压疼，无明显反跳痛，腰大肌试验阳性。血象：白细胞 12100/立方毫米，中性 81%，诊为急性阑尾炎。

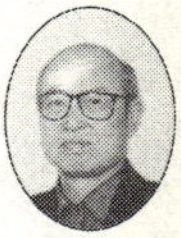

患者发热，体温38.6℃，脉滑数，舌质红，苔薄黄腻。证属湿热蕴结肠腑。治以清热解毒为主，辅之活血利湿。处方：

金银花30克　连翘15克　蒲公英30克　紫花地丁30克　败酱草30克　丹皮9克　大黄9克　冬瓜仁30克　赤芍9克　丹参9克　川楝子12克　广木香9克　黄芩9克　生薏苡仁30克　甘草6克　水煎服

二诊（8月8日上午）：昨晚服上药一剂，局部疼痛减轻，体温下降，血象亦转正常，白细胞6300/立方毫米，中性74%。8月9日，腹泻愈，腹痛轻微，麦氏点压疼轻微，无反跳痛，不欲多进食，苔白黄厚腻、脉弦，上方去冬瓜仁加神曲9克，山楂9克，藿香9克，陈皮9克，三副后，症状全部消失，于8月13日痊愈出院。

附：历代文献

1.《素问·厥论》：“少阳厥逆……发肠痈。”（此为“肠痈”早期记载）

2.《金匮要略》“肠痈之为病，其身甲错，腹皮急，按之濡，如肿状，腹无积聚，身无热，脉数。”“肠痈者少腹肿痞，按之即痛，如淋，小便自调……其脉沉紧者，脓未成，可下之，大黄牡丹汤[5]主之。”（脉证治疗确实可靠，延用至今）

3.《外科正宗》：“肠痈由来有三：男子暴急奔走，以致肠胃传送不能舒利，败血浊气壅遏而成者，一也；妇人产后，体虚多卧，未经起坐，又或坐草艰难，用力太过，育后失逐败瘀，以致停积肠胃而成者，二也；饥饱劳伤，担负重

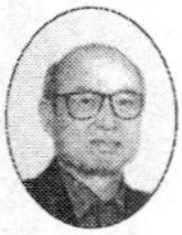

物，致伤脾胃，又或醉饱房劳，过伤精力，或生冷并进，以致血气乖违，湿动痰生，肠胃痞塞，运化不通，气血凝滞而成者，三也。”（较全面地指出了病因）

4.《洞天奥旨》：“凡腹痛足不能伸者，俱肠痈也。大肠生痈，右足不能伸，腹痛甚，便出脓血，肛门如刀割，此已溃烂也，能食者生，不能食者死。”（对症状观察仔细）

第二节　胆道系统感染和胆石症

胆道系统感染和胆石症也是常见的急腹症之一，其发病率仅次于阑尾炎。这类病包括急性、慢性胆囊炎，急性、慢性胆管炎，胆道系统结石症等。它们互为因果，临床症状相似，能够按中医统一法则辨证论治，故合并叙述。中医学的部分“胁痛”、“黄疸”、“结胸发黄”等疾病大致相当于本病。如《伤寒论》中说：“伤寒六、七日，结胸实热，脉沉紧，心下痛，按之石硬者，大陷胸汤主之。”还有“伤寒十余日，热结在里，复往来寒热者，与大柴胡汤[16]。”这些法则与方药至今亦仍有实用价值。

一、病因病机

胆为六腑之一，与肝相表里，又称“奇恒之府”，“中清之府”。奇者异也，恒者常也，“奇恒”即不同于一般六腑之谓也。即是说，胆具有六腑的某些共同特点，如“泻而不藏”，“以通为用”等，也有不同于六腑的特点，它不传化水谷和糟粕，而能布相火，泌胆汁。而胆汁的分泌必须在肝主

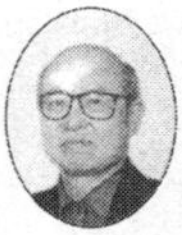

疏泄的配合下进行，它的功能是以通降下行为顺。故凡有碍它的“中清不浊”和“通降下行”时即能发病。如情志抑郁；寒温不适；饮食不节，过食油腻；或因蛔虫上扰，从而影响肝脏的疏泄，胆腑的通降功能，形成肝气郁结，气滞血瘀，瘀久化热，热与脾湿蕴结，则成肝胆湿热之证。湿热熏蒸，胆气不通则痛，胆汁逆溢肌肤则发黄。如果热结不散，久则化火成脓，热毒炽盛，侵入营血，甚至危及生命。胆为“中清之府”，若胆汁通行不畅，湿热蕴结则可凝结而成砂石。

现代医学的病因学说很多，目前公认的主要有胆汁瘀滞、细菌感染和胆汁化学成分改变等三方面，互相影响，互为因果。

二、主要症状和体征

腹痛、高热寒战和黄疸是胆道系统急性感染和胆石症的三大症状。从这三大症状的异同分析，一般可明确病变的部位和性质。

（一）腹痛是最常见的症状，据统计约有90％以上的患者有上腹部及剑突下持续性疼痛，阵发性加剧，疼痛常向右肩部放散，多伴有恶心呕吐。病变在胆总管时，腹痛多局限在剑突下区。如果胆囊炎症扩散到浆膜层，刺激右腹膜引起右上腹疼痛；刺激右膈肌则放散至右肩部或右肩胛下角疼痛。

（二）高热寒战亦属常见。70％左右的病人继腹痛后有高热寒战。一般体温多在38℃～40℃。病变在胆囊时，热轻而迟，多不恶寒，病变在胆管时，多迅速寒战，继之高热，或往来寒热。

（三）黄疸约发生于30%的病人。一般是胆管梗阻所致。病变在胆囊时，一般无黄疸，但在炎症严重或结石排出过程中，也可出现轻度黄疸。病变在胆管时，黄疸出现较快而重。

（四）右上腹压痛，轻度抵抗感，触诊胆囊区时，病人不敢深吸气，有时可触及肿大之胆囊。如有压痛、反跳痛，肌紧张时，则为局限性腹膜炎的征象。

三、辨证论治

根据本病的病机及其症状的特点，可分以下三型：

（一）气郁化热型

右上腹有间歇性绞痛和钝痛及胃脘胀痛，并有口苦咽干，不思食或有轻度恶心呕吐，无黄疸或有轻度目黄，体温不高或有低热，二便尚调。由于症状不典型，故有多数病人被误诊为慢性胃病。舌边尖微红，苔薄白或微黄，脉弦紧或弦数。证属肝胆气结，疏泄失常，横逆脾胃。治宜疏肝利胆，行气止痛。处方：

柴胡10克　黄芩10克　枳壳10克　郁金10克　金钱草24克　木香10克　青皮10克　白术10克

目黄者加茵陈、车前子；痛甚者，加元胡、川楝子；便秘者，加大黄（后下）。

按语：本证相当于单纯性胆囊炎早期，胆石症不伴明显梗阻及炎症者，或慢性胆囊炎，胆石症。一般可以非手术疗法治愈。

（二）湿热型

起病急，右上腹部持续性绞痛，阵发性加剧，硬满拒

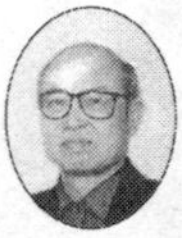

按，或可触及包块，口苦咽干，身目发黄，心烦喜呕，寒战高热，呕恶纳减，便秘溲黄，舌红，苔黄或厚腻，脉滑数或弦数。证属肝胆气滞血瘀，久而化热，脾湿交蒸，湿热蕴结。治宜疏肝利胆、清热利湿为主。处方：

柴胡15克　黄芩10克　半夏10克　郁金12克　车前子10克　木通10克　栀子10克　茵陈30克　大黄12克（后下）　金钱草30克

如无黄疸，尿清而不浊，往来寒热者，可去茵陈、木通，加芒硝、连翘，以泻实热；热重者，加金银花、青黛。

按语：本证相当于急性化脓性肝胆管炎，胆囊炎及伴有明显胆道梗阻、感染者。一般应在严密观察下，行非手术治疗。

（三）脓毒型

持续性右上腹剧痛，痛引肩背，腹皮急而拒按，可触及包块，伴有高热畏寒，神志淡漠。甚至神昏谵语，精神委靡，面色晦黄，口苦咽干，呕恶增剧，大便燥结，或有柏油样便，小便黄浊而量少，舌质暗赤或红绛，无苔或苔如积粉，脉弦细或沉细无力。证属热极化火，热腐成脓，并热入营血，气血双燔。治宜清热解毒，凉血通腑。处方：

金银花30～60克　郁金15克　金钱草30克　紫花地丁30克　栀子10克　黄芩10克　赤芍10克　元胡10克　丹皮10克　大黄10克（后下）　芒硝10克（冲服）

神昏谵语，皮肤瘀斑，鼻衄齿衄者，配合用犀角地黄汤[3]。

按语：本证相当于急性梗阻性化脓性胆管炎，胆囊坏疽、胆囊穿孔腹膜炎及中毒性休克等证。可在严密观察下行

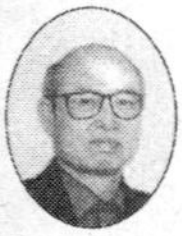

非手术治疗。无效者可考虑手术治疗。

此外，胆石症患者，可配合总攻排石疗法[104]。

附：历代文献

1.《灵枢·胀论》："胆胀者，胁下痛胀，口中苦，善太息。"《邪气脏腑病形篇》："胆病者，……呕宿汁……其寒热。"《论疾诊尺篇》："寒热身痛，面色微黄。"（这些症状似可能指胆道感染和胆石症之症状）

2.《伤寒论》："伤寒六七日，结胸发热，脉沉紧，心下痛，按之石硬者，大陷胸汤主之。"（结胸象指胆道感染、胆石症）

3. 元·《东垣十书》："胸胁痛，口苦舌干，往来寒热而呕，多怒，四肢满闷，淋溲便难。"（此处之胁痛基本描述了除黄疸之外的全部胆道感染症状）

附：中西医结合治疗胆石症 2 例报告

我们利用中西医结合方法治愈两例胆石症患者，一例为胆囊多发性结石合并胆囊功能不良病人，一例为泥砂样胆道结石并发菌血症患者，现将治疗经过报告如下。

病例摘要

患者巴某某，男性，49 岁，柯尔克孜族，新疆乌恰人。住院号 7910。1977 年 1 月 14 日，因右上腹疼痛六年，来院治疗。

患者 1971 年初发现右上腹疼痛，但一直到 1976 年 8 月总按"胃病"医治，不效。1976 年 8 月由××医疗队，诊为慢性胆囊炎、胆石症。经多方治疗，未见明显效果。近来

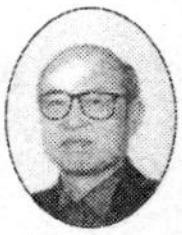

右上腹及右季肋部胀痛，向右肩、右背部放射，恶心欲吐，进油腻饮食后加重。每次发作剧痛三四小时，一般在十天左右发作一次。

从小身体健康，无传染病史。于1976年因阑尾炎，手术治疗。

查体：发育良好，营养佳，全身皮肤及巩膜无黄染，心、肺正常，右上腹部压痛，莫非氏征阳性，肝脾未触及。血常规：白细胞10100/立方毫米，中性82%；肝功能正常；总胆固醇172毫克%；静脉胆囊造影，在20分、60分及120分摄片未见胆道及胆囊显影，260分胆囊隐约显影，密度较淡，于胆囊影内可见多个圆形透光结石影，直径约0.3厘米。印象：胆囊结石，胆囊功能不良。

治疗经过：1977年1月14日，患者右胁肋部痛，右上腹阵发性剧痛，拒按，恶心欲呕，口苦咽干，便秘溲黄，脉弦滑，苔黄白相间，证属肝胆郁火，胃肠实热，治以疏肝理气，清热通里。药用：柴胡、黄芩、郁金、白芍、枳壳、金钱草、茵陈、半夏、木香、青陈皮、大黄。便秘时重用大黄加芒硝冲服；胆绞痛时加元胡、川楝子；便溏、腹泄太多时，去大黄加党参、白术。如此加减治疗，十天后于大便中排出绿豆大黄褐色结石十粒。经病理科鉴定为胆结石。为了促进排石，间断地采用了四次遵义医学院“总攻”疗法[104]。至2月16日，陆续排出结石37粒，结石最大者直径0.4厘米。此后患者症状明显减轻，病情平稳，右季肋部偶有轻度阵痛，改用利胆片[105]治疗。于3月23日患者胆绞痛发作，时间长达三小时，为了因势利导，加服汤药，于24日又排出较大结石一粒，直径约0.4厘米。当时估计结石尚未排

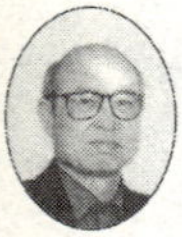

尽，又改服汤药，加强“总攻”，但是，再未排石。遂改用消石散[106]善后。于4月29日静脉胆道造影复查，在30分、60分及120分摄片见总胆管（总胆管不增宽）及胆囊显影，密度渐次增浓、均匀，胆囊较小约2厘米×3厘米，底部朝上，胆影内未见结石影，位置比前低2～3厘米，脂肪餐后一小时摄片见胆囊影明显缩小，总胆管阴影消失，排空情况良好。印象：①原胆囊结石影消失；②胆囊功能良好。遂于5月5日痊愈出院。

患者杜某某，男性，64岁，住院号7548。1976年4月24日因心窝部胀痛，向右背部放散，寒热往来，全身重度黄染九天，来院治疗。

患者于1976年3月19日因劳累过度，诱发心窝部持续性疼痛，阵发性加剧，向后背放散，并伴高烧、出汗、辗转不安、不得进食。第三天则全身黄染，经当地医院诊为“急性胆囊炎”，“黄疸待查”，建议立即手术治疗。因家属不同意手术，而转我院治疗。住院当晚即寒战高烧，心烦不适，大汗淋漓，而后转入嗜睡状态。

查体：体温39.4℃，脉搏136次/分，呼吸30次/分，血压130/90毫米汞柱。发育营养好，急性病容，全身皮肤及巩膜重度黄染，无出血点，心肺正常，腹部膨隆，右上腹轻度肌紧张，有深压痛，未触及具体肿物，无反跳痛，莫非氏征阳性，肝于右肋下可触及边缘，质软，脾未触及。化验：肝功能正常；转肽酶正常；胎甲球试验阴性；凡登白直接反应：即刻；间接反应：阴性；黄疸指数20单位；总胆红素3毫克；直接胆红素2毫克；白细胞14400/立方毫米，中性 95%，淋巴 5%；血培养，大肠杆菌阳性。腹部平片，未见阳性结石阴影。

请内科、传染科及×××院三次会诊，印象为：总胆管结石？胆道蛔虫症？胆道感染及菌血症。采用大量抗生素，给氧、补液、补钾、中药，并严密观察。如继续寒战高烧时，可手术治疗。

治疗经过：4 月 24 日，患者寒战、高烧、上腹剧痛，全身黄染如橘子色，腹胀纳呆，口苦咽干，大便秘结，四日不行，小便黄赤，脉洪大，苔黄腻，证属肝胆实火，中焦湿热所致之阳黄。治以泻火解毒，利胆排石。药用：金钱草、郁金、青皮、茵陈、枳壳、大黄、金银花、连翘、丹皮、蒲公英、龙胆草、山楂。至 4 月 26 日晨服完上药二副。药后不久，患者感到肠鸣痛减，口不干，腹胀轻，夜间 4 点多大便一次，量约 600 毫升，暗褐色，内有蛔虫一条及少量泥砂样结石，精神好转。晨体温 36℃，脉搏 72 次/分，血压 100/70 汞柱毫米。继服上方加减。病情逐渐平稳，并不断地排出泥砂样结石。5 月 19 日、6 月 29 日曾有两次腹痛，寒热发作，仍用前方而愈，故于 8 月 3 日出院。到 9 月 20 日左右，患者突然右上腹绞痛，发冷、发热，出汗，全身黄染发痒、纳呆、口苦，再次入院。经上方加减服三副后，疼痛减轻，黄疸渐消。之后经上方治疗四个月左右，患者再未发作胆绞痛，于 1977 年 1 月底停服汤药，改服利胆片[105]善后。又观察一个多月，患者病情平稳，黄疸指数正常，凡登白试验正常，于 1977 年 3 月 3 日，痊愈出院。

讨论

一、一般认为，多发性胆囊结石合并胆囊功能不良者，目前一般采取手术治疗。反复发作之胆囊炎、胆石症，并发菌血症者更属于急症手术的适应症。我们治疗的多发性胆囊结石患者，系少数民族的干部，因不愿再手术，远道而来，要求中药排石。在严密观察、做好手术准备的情况下，加大药量，治疗比较顺利。从客观条件方面来分析，患者身体壮实，结石体积都在 0.4 厘米直径以内，虽然有的呈方形，有的呈圆形，大多数表面比较光滑。这都是能够使结石完全排出、胆囊功能恢复良好的重要条件。例二为泥砂样结石并发菌血症患者，应用中西医结合疗法治愈的主要原因，在于服中药后迅速（在 24 小时内）排出了结石，解除了胆道梗阻，配合抗生素、输氧、补液等一系列抢救措施，控制了感染，使患者转危为安。

从这二例患者的治疗经过我们体会到：只要我们勇于实践，不断探索，中西医结合治疗胆石症的适应症会逐渐地扩大，手术率会逐渐降低。这样就能减少更多患者的痛苦，减少胆石复发的机会。

二、关于胆道排石汤的作用机理，各地有不少报道。我们的体会是重用大黄等攻下药，对急性发作之胆绞痛的患者，往往于一次畅泻之后，诸症顿减。古有“六腑以通为用”，“痛随利减”之语，确系经验之谈。《神农本草经》谓大黄能“荡涤肠胃，推陈致新，通利水谷”。今人研究证明，大黄确能增强肠蠕动。当肠壁蠕动舒张波到达十二指肠总胆管括约肌时，可促使括约肌开放，这时方中其他药物能促进胆囊收缩，增加胆汁排泄，使胆管内有了足够的压力，这样互相协同，就有可能将结石冲出。因此说，攻里通下，或可有助于排胆，有利于解除胆道梗阻。所以对阻塞性黄疸，或

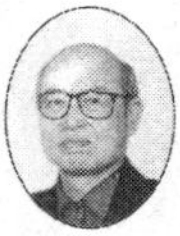

胆石症合并胆囊炎等，往往能起到立竿见影的效果。

三、应用中药后明显地改善了胆囊功能。胆囊的机能是贮存和浓缩胆汁，以备进食后将胆汁排入十二指肠帮助消化。我们知道，胆囊排空的功能，除受神经反射控制外，还受内分泌因素的调节。酸性食物进入十二指肠，刺激肠黏膜产生“激胆素”，激胆素被吸收后，发生作用，能使胆囊收缩和俄狄氏括约肌放松，以使胆汁排入十二指肠内。胆囊如经屡次反复感染后，其机能就会减弱，甚至丧失。这不仅影响消化，而且往往使胆汁长期贮留而形成结石。形成结石后胆囊功能则更为不好。这是一种恶性循环。使用中药后改善了胆囊功能。这不仅使原有的胆石症得以治愈，而且也可以预防胆石症的复发。是哪些药物的作用改善了胆囊功能呢？这主要是在辨证施治原则指导下，使用中药的配伍协同作用。我们在大量的疏肝理气、清热利胆的药物中加用了小量的白芍，意在用它缓急止痛，加强排石的效果。今人研究证明：郁金含姜黄素挥发油，能溶解胆固醇，促进胆汁分泌和胆囊收缩，茵陈能增加胆汁分泌。总之，这类药物既使胆汁增多，又使胆囊收缩有力，使胆囊内压力增高。白芍、甘草合用能缓解中枢性或末梢性的肌肉痉挛，以及痉挛引起的疼痛。所以我们设想，它也可能起到调节胆道系统括约肌的功能。这样一紧一缓，相反相成。使用的结果证明，患者的胆囊功能由“不好”转为“良好”，效果满意。

四、从例一的复查胆道造影片看：胆囊底部朝上，位置比原来低 2～3 厘米，胆囊位置的如此变化是胆囊结石排净的重要因素。但是为什么胆囊位置会发生这样的变化？从理论上我们还未认识它的原因。或者是胆囊炎症与周围组织粘连所致；或者与用中药后患者体重减轻与脏器下垂有关；或者是药物作用直接促使胆囊活动，位置变化的结果，这还有待于继续观察研究。

五、关于手术治疗问题。胆囊结石体积过大者，就没有排出的可能，应该及早行手术治疗；胆石症合并严重感染或中毒性休克者，经中西医结合非手术治疗，不能及时控制感染时，亦不可拖延过久，以免引起肝脏损害，所以也应该及时行手术治疗。这样就给我们提出一个任务来，要早期明确诊断，早期治疗。

第三节　胆道蛔虫病

胆道蛔虫病是蛔虫钻入胆道而引起的肠蛔虫的严重并发症，是儿童和青壮年常见的急腹症之一。胆道蛔虫病大致相当于祖国医学中的“蛔厥”。现代医学以前多采用手术疗法，痛苦多，复发率高，现在多采用中西医结合非手术疗法，治愈率已达95%以上，只有严重并发症的患者，才考虑手术治疗。关于治疗方法，虽然很多，但原则一致，接近统一；但对辨证分型，尚未取得统一的意见。

一、病因病机

蛔虫喜碱恶酸、有钻孔癖性。当肠道功能紊乱，肠内环境不适宜蛔虫生活时（如服驱蛔药剂量不足，高热、胃酸减低、妊娠等），便向上盲动。此外，因胆道功能或器质性改变引起胆管下端括约肌松弛，也是造成蛔虫钻入胆管原因

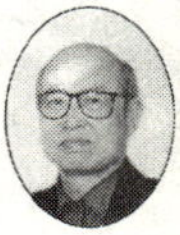

之一。

二、主要症状和体征

（一）腹痛

突然右上腹部剧烈“钻顶”样痛，发作时辗转不安，面色苍白，大汗淋漓，呻吟不止，四肢厥冷，多发作在夜间或饭后。痛止后则如常人。其特点是症状严重，体征轻微。

（二）恶心呕吐

腹痛不久，发生恶心呕吐，吐物先为胃内容物，后为胆汁，有些病人还吐蛔虫。既往有蛔虫病史，对本病诊断更有价值。

（三）发热黄疸

一般在发病二十四小时后，当胆道出现感染、梗阻时发生黄疸。如若长时期的发热、寒战、黄疸并有右肋部疼痛者，可能有肝脓肿的发生。

（四）右上腹部有轻度压痛及肌紧张，面部有虫斑，舌质上可有虫点，胆囊穴可有压痛。

三、辨证论治

根据胆道蛔虫病的症状和病机可分以下三型：

（一）蛔厥型

右上腹阵发性的钻顶样痛，掣引肩背，时痛时止，痛时辗转不安，面色苍白，四肢逆冷，身出凉汗，静而时烦，或得食则吐，或吐蛔虫，小便清，苔白，舌尖现红点，脉弦紧。此乃蛔虫上扰，内热外寒之证。治宜安蛔止痛，寒热并用。方用乌梅丸(107)加减。

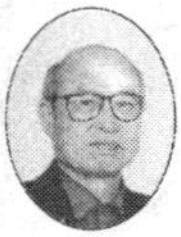

痛甚时，加木香、川楝子；便秘者，加大黄、芒硝。

按语：本证相当于单纯性胆道蛔虫病。临床最为多见。

（二）蛔热型

恶寒、发热，胃脘胁肋胀痛，腹部微急拒按，不思饮食，口干口苦，大便秘结，小便短赤，舌苔黄，脉象滑数，或弦数，若湿热甚者，可有黄疸，恶心呕吐，苔黄腻，脉弦数。此为蛔虫上扰，内热蕴结，治宜清热利胆，安蛔止痛。处方：

金银花30克　柴胡9克　板蓝根15克　郁金12克　使君子十个　川楝子15克　大黄9克　槟榔30克　厚朴9克　元胡12克

若黄疸湿热并重者，加茵陈、车前子、龙胆草，重用郁金；热甚者，加生石膏、大青叶；神昏谵语者，加紫雪丹[67]。

按语：本证相当于胆道蛔虫病合并胰腺炎或不同程度的胆道感染。一般可用非手术疗法治愈。

（三）蛔隐型

虫厥过后，临床症状基本消失或有脘胁部胀闷不适，低热，恶心，纳呆，苔薄白，脉沉弦，或有肠蛔虫的一般症状。但胆道造影蛔虫仍留在胆道内。本证或无症状表现，或只有轻度肝胃不和之象，但病本是隐性胆道蛔虫，缓则治本。宜以利胆排虫为主。方用驱虫汤2号[108]。如果连续使用本法治疗三十天无效者，可考虑手术治疗。

一般在胆道蛔虫治愈后，应继续治疗以巩固疗效。治疗原则是清热利胆，驱虫杀虫，以免复发。处方：

柴胡10克　金钱草15克　郁金10克　槟榔30克　使君子12克　苦楝根皮15克　大黄6克

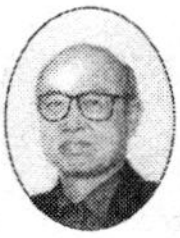

水煎服，连服三天。亦可用西药驱虫。

单方验方

1. 茵陈 60 克加水至完全浸泡药物为度，煎成 200 毫升为一剂，一次温服。

2. 巴豆 100 毫克顿服，至腹泻为度，每天量以不超过 400 毫克为宜。

制服法：巴豆去皮白膜，取仁生用，切成细小颗粒吞服。腹泻剧者，可停药，并饮冷米汤或冷绿豆汤。

3. 食醋 60 克，加入花椒少许，加热煮开后，除掉花椒顿服。

总之，蛔虫有“症状重，体征轻，化验不支持”的特点。在治疗上以安蛔、止痛、驱蛔为主。驱蛔务求其尽，更应注意饮食卫生等预防措施。

四、医案举例

霍某某，男，7 岁，山西左权人。1977 年 1 月 12 日入院，住院号 7907。

病史：阵发性右上腹绞痛 4 天。四日前突然发生右上腹部疼痛，阵发性发作，绞痛增剧，疼时出汗、呕吐，夜间发作多，曾经×××医院住院治疗，服中西药不能治愈，三日无大便，小便好，曾服驱蛔灵 10 片，一日二次，服药后一直没有大便。

过去健康，查体未发现阳性体征，诊为胆道蛔虫症。证属虫积腹痛，治以乌梅丸[107]加减。处方：

乌梅五枚　川楝子9克　黄柏4.5克　使君子9克　大黄4.5克　槟榔9克　川椒8克　当归9克　青皮6克　茵陈15克　芒硝

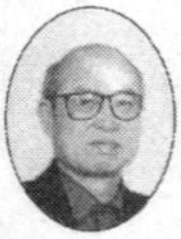

1.5 克（冲服）

1 月 13 日晚，患儿大便，排出蛔虫 4～5 条，腹痛止。1 月 14 日痊愈出院。嘱其今后饭前饭后洗手，定期驱虫。

附：历代文献

1.《伤寒论》：“蚘厥者，其人当吐蚘。今病者，静而复时烦者，此为脏寒，蚘上入其膈，故烦，须臾复止，得食而呕又烦者，蚘闻食臭出，其人当自吐蚘。蚘厥者，乌梅丸[107]主之。”（从症状与治疗看，蛔厥与胆道蛔虫症有相似之处）。

2.《医学入门》：“其人素有食蛔或因病过饥，虫逆上咽膈而出。”（此指出饮食不节亦为蛔虫病因之一）

第四节　急性胰腺炎

急性胰腺炎是由胰酶作用于胰腺及其周围组织所致的急性炎症性或坏死性疾病，是常见的急腹症之一。本病具有发病急，痛苦大，复发率高等特点。祖国医学记载的“结胸”、“腹痛”、“脾心痛”及“肝胃不和”等症状颇似急性胰腺炎的症状。如《内经·六元正纪大论》载：“木郁之发，……民病胃脘当心而痛，上支两胁，鬲咽不通，食饮不下，甚则耳鸣眩转。目不识人、善暴僵仆。”

一、病因病机

本病多因饮食不节，过食生冷，膏粱厚味，或狂饮酒

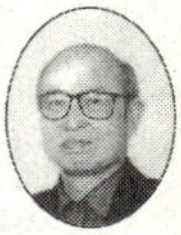

浆，损伤脾胃，或情志郁怒，蛔虫上扰，导致肝胆、脾胃功能紊乱，气机升降失调，湿热内蕴，瘀阻中焦而成本病。

肝胃不和，气机不畅，则发病疼痛而掣引肩背；脾失健运，生湿化热，则发黄疸，呕恶；毒蕴热炽，则高热烦躁；毒热耗阴，伤络动血，则见皮下青紫瘀斑；病势发展，伤阴耗阳，则发生休克，可见本病轻者病在肝胆，重者病在脾胃。

现代医学认为，急性胰腺炎的主要原因是胰腺导管受阻，造成胰液分泌、排泄异常，甚至胰腺腺泡破裂，胰液溢出，对胰腺本身及周围组织产生刺激而引起。本病的主要病理变化有胰腺水肿，出血和坏死。

二、主要症状和体征

（一）腹痛

急性胰腺炎的腹痛为突然上腹部或偏左呈持续性剧痛，或阵发性加剧，随着病变的进展，腹痛可扩散至全上腹，重者痛如“刀割”，不易被一般解痉镇痛剂所缓解，可出现休克。疼痛往往向左肩部或左腰部放射，常伴有发热、恶心、呕吐、便秘等。

（二）上腹部压痛

早期和轻型病人腹部体征不明显，仅有上腹部或偏左上腹部深压痛，在严重病例中则可出现上腹部或全腹部的压痛、反跳痛，肌紧张。

（三）血尿淀粉酶

及时测定血尿淀粉酶，是急性胰腺炎的重要诊断方法。发病后 3～12 小时，血清淀粉酶开始升高，24～48 小时升

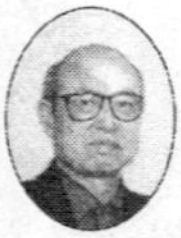

高最显著，48 小时后开始下降。血清淀粉酶的正常值是 16～32 单位（温氏法），超过 64 单位有诊断价值。发病后 12～24 小时，尿淀粉酶开始升高，下降较慢，其正常值是 32～64 单位，达到 128 单位以上则有诊断意义。

三、辨证论治

（一）肝郁气滞型

上腹部和胁部持续性疼痛，阵发性加剧或串痛不定，掣引腰背，胸闷不舒，恶心、呕吐、口苦咽干，发热目眩，多为饮食不节或郁怒伤肝所诱发。苔薄白微黄，脉弦细或紧。证属肝郁气滞，横逆犯胃。治宜疏肝理气为主，辅以清热通便。方用大柴胡汤(16)加减。处方：

柴胡 12 克　黄芩 10 克　枳壳 10 克　半夏 10 克　大黄 15 克　芒硝 6 克　青黛 30 克　元胡 10 克　赤芍 24 克

恶心呕吐重者，加竹茹、木香、生姜；高热甚者，加石膏、金银花、蒲公英；肩背痛明显者，加川楝子、香附。

按语：本型相当于轻度水肿型胰腺炎、胆管下端括约肌痉挛引起之胰腺炎。中药效佳。

（二）肠胃实热型

突然发作的腹部疼痛拒按，痛如刀割，胸闷不适，恶心呕吐，高热面赤（39℃以上），口干渴饮，大便秘结，小便短赤，舌质红，苔黄腻或燥，脉洪数。证属实热内阻中焦，阳明腑实。治宜重用清热攻下为主。处方：

大黄 15～30 克　芒硝 10 克（冲服）　厚朴 10 克　枳实 10 克　柴胡 10 克　黄芩 12 克　蒲公英 30 克　水煎服，必要时一日可两剂。

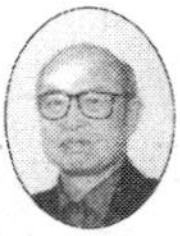

内热重者，加金银花、青黛；热极动风而抽搐者，加钩藤、羚羊角末1克冲服；若腹部明显臌胀（并发麻痹性肠梗阻）者，加生甘遂末1～2克冲服。若出现体温不升，面色苍白，汗出肢冷，血压下降，脉象沉细而数，是并发休克，上方去大黄、芒硝，加炮附子、干姜。

按语：本型相当于出血坏死型胰腺炎，或较重之水肿型胰腺炎。应中西医结合救治，必要时可手术治疗。

（三）脾胃湿热型

上腹部或左上腹部疼痛，拒按，多有黄疸，胸闷腹胀，恶心，频频呕吐，发热，口苦，不欲食，大便秘结，小便短赤，舌质红，苔黄腻，脉弦数或滑弦。此乃湿困中焦，郁而化热之证。治宜清热利湿。处方：

柴胡10克　黄芩15克　茵陈30克　栀子15克　龙胆草10克　木通10克　大黄12克（后下）　芒硝10克（冲服）

高热、脉洪大者，加石膏、金银花、蒲公英；小便不利者，加车前子、滑石；大便得通则诸症自减时，减少或去掉大黄、芒硝。

按语：本型相当于胆道感染、胆石症并发急性胰腺炎。

（四）蛔虫上扰型

持续性上腹痛伴有阵发性钻顶样痛，痛时汗出肢冷，辗转不安等胆道蛔虫症状，阵发性疼痛发作后有恶心呕吐，发热，淀粉酶升高等症状，一般多有吐蛔史，面部有虫斑，舌红花，苔白或微黄，脉弦紧或大小不定。证属蛔虫上扰，肝脾郁热。治宜安蛔驱虫，疏肝清热。处方：

柴胡10克　黄芩10克　大黄12克（后下）　川椒6克　苦楝根皮15克　乌梅10克　使君子18克　槟榔30克

虫痛定后，可减驱虫药，加木香、白芍、枳壳、川楝子、竹茹、元胡之类，疏肝清热理气为主，以治疗胰腺炎。

按语：本型相当于胆道蛔虫症引起之急性胰腺炎。

总之，急性胰腺炎辨证属中医伤寒六经证的少阳、阳明合病，治疗以和解与攻下并用，孰多孰少可以根据症状之孰重孰轻灵活掌握。但一般的说，在急性胰腺炎缓解过程中，“痛随利减”的规律尤为明显。

四、医案举例

李某某，男，48岁，定襄人，干部。1977年5月6日入院，住院号8117。

主诉：胃口痛二月余。

病史：3月12日，饥饿后饱食，至晚上突然发作左上腹剧痛，服普鲁本辛等痛不止，13日去×××中心医院诊为“胃炎”，“胃黏膜脱垂”、“溃疡”等病，住院二月，治疗不效。5月3日又因喝牛奶引起腹痛剧烈发作，辗转不安，出冷汗，只得用杜冷丁等临时止痛。于5月6日住我院治疗。

1962年曾因胆道结石，在×××医院手术切除胆囊。

查体：发育中等，营养欠佳，神清合作，重病面容，俯腰抱腹。上腹部压痛，以中间偏右上明显，莫非氏征（-），5月5日血象：白细胞6700/立方毫米，中性89%，血淀粉酶64单位，尿淀粉酶356单位。大便干，小便黄赤，苔黄干厚，脉弦数。诊断为术后残余结石症、急性胰腺炎。证属肝胆实热。治宜清利肝胆，通便泄热。大柴胡汤[16]加减：

柴胡24克　枳壳12克　蒲公英30克　紫花地丁30克　丹皮

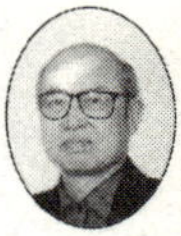

15克　茵陈30克　金银花30克　黄芩10克　白芍15克　大黄6克(后下)　芒硝6克(冲服)　水煎服

5月7日11点时，患者得大便一次，经冲洗有泥沙样结石。便后腹痛顿减，中午即能进食，精神好转。

5月11日，上方加减服用3剂，患者病情渐趋平稳。但因久病后体质较弱，易感冒，伴有疲倦，嗜睡等症状，改服利胆片(105)，香砂养胃丸(109)。5月15日，查尿淀粉酶16单位，血淀粉酶32单位。急性胰腺炎基本治愈。

武某某，女，22岁，已婚，农民，太原古郊人。1979年1月10日入院，住院号9355。

病史：腹疼三天。1月8日中午，开始阵发性腹痛，之后转为持续性上腹部剧烈疼痛，辗转不安，出汗，恶心呕吐，8日晚来我所门诊，诊为急性胃炎，幽门痉挛，9日上午查白细胞25500/立方毫米，中性95%，尿淀粉酶1024单位，诊为急性胰腺炎，收住院治疗。

查体：发育中等，营养尚可，体型微胖，腹部压疼，以左上腹为著，伴有反跳痛及肌紧张，肝脾未触及。诊为急性胰腺炎，妊娠四月。

1月10日10时初诊，患者腹痛为阵痛，刺痛，不能进食，亦无饥饿感，左上腹压疼，反跳痛明显，大便三日未行。口干，苔白而干，脉滑数。证属实热结滞，本当急下之。忌其妊娠四月，又有流产史，暂拟清热解毒、缓急止痛治之。处方：

柴胡12克　金银花30克　连翘30克　大黄6克　香附10克　白芍30克　当归30克　黄芩10克　川楝子10克　元胡10克

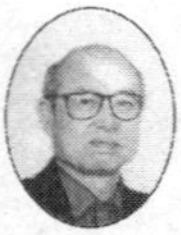

蒲公英30克　紫花地丁30克

二副急煎服

1月11日，患者服上药后腹痛减轻，白细胞下降为19300/立方毫米，中性84%，大便一次，质干量少。上方继服。

1月16日查血象：白细胞8800/立方毫米，尿淀粉酶32单位，腹痛消，压痛轻微，病已基本痊愈。带药3副出院，并嘱之后以香砂养胃丸[109]调理。

附：历代文献

1.《素问·五常政大论》："少阳司天，火气下临，肺气上从。……心痛，胃脘痛，厥逆，鬲不通，其主暴速。"（本类心痛、胃痛似可包括部分胰腺炎的症状）

2.《沈氏尊生书》："腹胀，胸满，胃脘当心痛，上支两胁，咽膈不通，胃心痛也。如以锥针刺其心，心痛甚者，脾心痛也。"（这类胃心痛、脾心痛大致相当于胰腺炎）

第五节　泌尿道结石

泌尿系结石病是指发生在肾、输尿管、膀胱、尿道等泌尿系统的结石。是一种有地区倾向性的常见病。属于中医"石淋"、"血淋"及"肾虚腰痛"等范围。

一、病因病机

中医认为"石淋"、"血淋"主要是肾气虚弱，膀胱气化失调，湿热蕴积下焦所致。肾与膀胱相表里，主水液代谢，

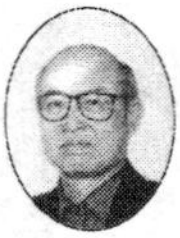

肾气充盛，气化正常，则小便自利。又脾为水之堤坊，堤坊固，则水道利，每因过食肥甘酒热之品，或思虑过度，气结于中，致使脾虚湿盛。总之不外因先天不足，或由后天失养，致肾气虚弱，脾运无权，气化失调，小便不利，污水杂质不能正常随尿排出体外。于是湿热蕴结，煎熬尿液，久而久之，杂质污浊聚而成石，则为石淋。如《类证治裁》所言："诸淋皆肾虚，膀胱生热，故小水涩而不利也。"结石阻塞尿道，气血亦为阻滞，不能正常运行，凝聚一处，不通则痛，便会发生腰腹绞痛等症状。若遇过劳或结石活动，损伤脉络，或热盛伤络，迫血妄行则腰腹剧痛，辗转不安，尿中带血而为"血淋"。

现代医学认为泌尿系结石发生的病因尚有待继续研究。一般认为由于尿液是一种过饱和溶液。其中胶体和晶体维持相对平衡。如果营养不良，内分泌失调，细菌感染，尿路梗阻，代谢紊乱，尿路内异物存在或外伤等，均可破坏胶体和晶体平衡，而导致结石形成。概言之，结石形成的主要原因可以归纳为肾功能的变异或肾实质内有了局部损害。据近年来我国学者的研究，原发性甲状旁腺机能亢进者，85%发生肾结石（天津医学院朱宪彝）。或曰肾结石2%～10%由甲状旁腺机能亢进引起（北京医学院孙昌惕）。近年来尿石症有了较大改变，以前以地方性，营养缺乏为特点的膀胱结石较常见，现在逐步转为肾、输尿管结石为多见。

二、主要症状和体征

（一）疼痛

肾、输尿管结石可引起肾绞痛。疼痛起自脊肋角，沿输

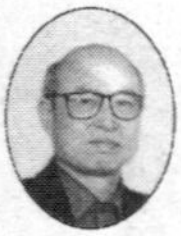

尿管向下放射至下腹部、外阴部或大腿内侧等处，发作时可伴有恶心呕吐等症状。膀胱结石多为耻骨上区的钝痛、排尿时疼痛加剧，有向下放射痛。

（二）血尿

肾、输尿管结石在绞痛发作时或发作后，出现血尿。膀胱结石则多为终末血尿。

（三）排尿困难

在肾、输尿管结石合并感染时和膀胱结石常有尿痛、尿急、尿频等症状或有尿流中断现象。

（四）叩击痛

肾与输尿管结石往往在肾区或沿输尿管有叩击痛。

X线检查：绝大多数泌尿道结石在X平片上可显影，少数不显影者，可经肾盂造影帮助确诊。

三、辨证论治

根据泌尿道结石的临床表现和病机的不同，可分以下四型：

（一）湿热型

寒热互作，腰疼如折，持续性疼痛，阵发性加重，小便刺痛，窘迫难忍，小便黄赤或混浊，甚者恶心呕吐，汗流如珠或尿中带血。舌质红，苔黄腻，脉滑数或弦数。证属湿热蕴结下焦，治宜清热利湿，排石通淋。处方：

金钱草30克　海金沙15克　冬葵子10克　瞿麦10克　萹蓄10克　石韦10克　黄柏10克　木通10克　滑石15克　白芍15克　生甘草10克　水煎服。

有血尿者加白茅根、大小蓟、茜草，疼痛剧烈，窜痛者

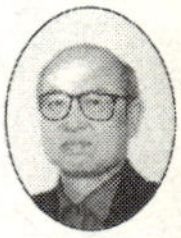

加元胡、川楝子，痛点不移者加蒲黄、五灵脂，并应因势利导，及时行“总攻”疗法(110)。有希望使结石下移或排出。

按语：此证相当于泌尿道结石急性发作期伴有泌尿道感染。

（二）气滞血瘀型

有排石史，或经腹部平片确诊为输尿管结石，腰部钝痛，痛点长期固定不移，或只有不适感，小便时难，色黄赤而混浊，苔黄或薄白，舌有紫斑，紫点或映紫，脉涩滞不利，证属气滞血瘀。治宜破气化瘀。处方：

青皮10克　枳实10克　厚朴10克　三棱10克　莪术10克　赤芍10克　琥珀6克（研末冲服）　酒大黄10克　丹皮10克（水煎服每日一剂），体壮者可连服六天。若出现腰酸疼痛，向会阴部放射者，可能是结石活动下移，应随即改用清热利湿，排石通淋之法。如仍无动静者，可用化石散(111)，或核桃仁60克，香油煎熟，每日一剂，缓缓消化结石，伺机再服破气化瘀之品。

按语：此证相当于泌尿道结石与输尿管粘连或嵌顿者。

（三）肾虚型

泌尿系结石久久不愈，有的出现面色㿠白，神疲乏力，肢寒畏冷，腰脊酸疼，食少便溏、舌胖，边有齿痕，脉沉而弱；有的出现五心烦热，口干盗汗，头晕目眩，腰酸腿软，小便不利，夜尿增多，少寐健忘，咽干，舌红少苔；脉细数等。前者属于湿热久积下焦，肾阳受损。治宜消石通淋，辅以壮阳。处方：

车前子（另包）10克　海金沙15克　冬葵子10克　石韦10克　党参10克　黄芪15克　补骨脂10克　桑寄生15克　仙灵脾10

克　菟丝子10克　阳虚甚者加附子、肉桂。后者为邪热久羁，真阴受损，治宜养阴清热，通淋排石。处方：

熟地15克　鳖甲30克　枸杞15克　阿胶（烊化冲服）10克　丹皮10克　茯苓10克　川断10克　车前子（另包）10克　冬葵子10克　海金沙15克　石韦10克　白芍15克　甘草10克　水煎服。

按语：本证相当于上尿道结石久停不动，或有肾盂积液，肾功能欠佳者。据近来实验研究，石韦、玉米须、冬葵子、透骨消、泽泻等药，连续使用1～2月后，能明显改善肾功能，减少或消除蛋白尿。故根据病情可适当选用。如经相当一段治疗之后，肾盂积液渐多，肾功能不恢复或结石太大，不可能排出者，应手术治疗，以免进一步损坏肾功能。

（四）热毒型

腰部或下腹部持续性剧痛或绞痛，腹部拘急板硬，疼痛拒按，尿少混浊，甚者尿闭无尿，以致全身浮肿，高热不退或寒热往来，神昏谵语，呼吸急促，大便燥结、舌质红绛，舌苔黄燥或有芒刺，脉多滑数。（西医检查：血压下降，尿中有大量脓细胞，白细胞，按诊可触及肿大之肾脏包块）证属湿热蕴结，化火伤神。治宜泻火解毒，通腑排石。处方：

金银花30克　连翘12克　金钱草30克　大黄10克　芒硝6克（冲服）　枳实10克　泽泻10克　车前子（另包）10克　丹皮10克　琥珀6克（冲服）　滑石15克　甘草6克　水煎服。

按语：本证相当于尿路结石急性发作并发中毒性休克。应在严密观察下进行中药治疗。如果服药1～2天症状不减或更为加重者，乃是结石嵌顿，合并炎症较重，中毒现象难以解除，即属于手术治疗之适应症，应及时手术，以免贻误病情。

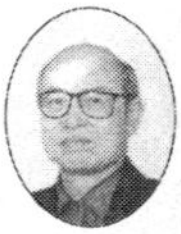

肾结石，特别是较大结石，用药物排出的可能性是没有的，是否能溶解消失呢？近年来国内外学者对溶解结石都有报道，如噻嗪类药物能降低草酸盐的排泄，噻嗪类药物有溶解肾结石的作用。别嘌呤醇能溶化高尿酸尿症病人的尿结石。用碱化尿的措施可以溶化胱氨酸尿石。美蓝内服对溶化磷酸盐尿石有一定作用。口服乙酰水杨酸可促进草酸盐结石溶解，虽然是缓慢的，但均有一定效果。临床上应用法国消石片，也有一定疗效。中药能溶石吗？有许多人是怀疑的，但从临床实践来看，溶石效果是肯定的。江西八麻纺织厂医院肖楚曾报道，治疗泌尿系结石 1740 例，其中 16.80%的患者是结石溶化，即有 280 余人的结石经服中药溶化。我们在临床上也常常遇到泌尿道结石经服中药后，有的缩小，有的消失。是哪些药物有溶化结石的作用呢？疗效比较肯定的有金钱草，芒硝，核桃仁等。

这些药物为什么能溶化结石呢？金钱草是清热消肿，利尿通淋的主药，其味微咸有软坚消石之功，今人研究证明，金钱草煎剂使小便变为酸性，从而使存在于碱性环境中的结石溶解。核桃仁甘温补肾健脑，能通命门，利三焦，善治石淋痛楚。叶天士对虚性淋证每选其入药。近人报道，核桃仁、乌梅水代茶饮，能维持尿液为酸性，可使结石溶解变小。芒硝辛、咸、苦，大寒，咸能软坚，寒能清热，入胃肠三焦，不仅有清热通便之功，还有利水通淋之效。《别录》说：芒硝主治“五脏积聚，通经脉，利大小便，破五淋，推陈致新。”对这些药物的使用，应该采用辨病与辨证相结合的原则。西医诊断为巨大的泌尿道结石后，应在中医辨证施治原则指导下，在辨证方药中适当选用这些药物，长期服用，可望达到溶化结石的目的。

总之，治疗泌尿道结石的目的，在于“通”，即消除结石，使尿道通利，小便通畅。但通之法，不能专事攻利，破血破气，虚则补之才能通；结石巨大者，缓缓消之才能通；实者，攻之才能通；病久者，边补边攻才能通。总之要辨证论治，根据病人具体情况，分别辨证用药，才能达到预期效果。

附：历代文献

1.《中藏经》：“砂淋者，脐腹隐痛，小便难，其痛不可忍，须臾如小便中下如砂石之类，有大如皂角子，或赤或白，色泽不定，……虚伤真气，邪热渐深，结聚成砂。又如水煮盐，火大水少，盐渐成石之类。”（这为砂淋的症状和成因的较早记载）

2.《诸病源候论》：“肾主水，水结则化为石，故肾客砂石，肾虚为热所乘，热则成淋。”

附：治疗泌尿道结石 25 例小结

尿路结石是泌尿外科常见病之一，以往多采用手术疗法，病人痛苦大，治疗不彻底，术后复发治疗更困难。一些国外泌尿科专家也认为“肾结石成为泌尿外科中最困难，而尚未解决的问题”[1]。近年来，我们采用中西医结合治疗 25 例尿路结石患者，取得了一定效果。为了积累资料，总结经验，现小结如下：

病例选择

本组病例是未加选择而连续治疗的 25 名住院病人。其

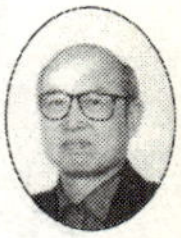

中男22例，女3例，年龄最大者54岁，最小者25岁；25～40岁之间者20例，占80%；肾结石2例，左侧输尿管结石9例，右侧输尿管结石12例，膀胱结石2例。这些病例都经过X线拍片确诊为尿路结石。治疗后又都经X线拍片复查疗效。

治疗方法

1. 中药加味排石汤：金钱草30克　海金沙15克　白茅根30克　滑石9克　茯苓9克　石韦9克　瞿麦15克　萹蓄15克　丹皮9克　大黄6克　甘草6克。每日一剂水煎服。

2. 加减法：①肾阴虚者，酌加熟地、山茱萸、淮山药等或加服六味地黄丸。②脾肾阳虚者，酌加党参、黄芪、肉桂、巴戟天等。③结石较大者，试用鸡内金、朴硝、人中白、核桃仁等。④结石在尿路中久久停滞不动者，加王不留行、穿山甲、白芍之类或纯用活血破瘀破气之品。⑤腰痛明显者，加川断、杜仲、桑寄生。⑥血尿者，加茜草。

3. 部分病人采用了“总攻”排石疗法[110]。

4. 长跑或跳跃运动：病人服药后进行跑步、跳跃、打羽毛球等体育活动，促进结石排出。对肾结石患者，动员他们做倒立、前后滚翻等体育动作以利结石排出肾外。

疗效分析

经过治疗，痊愈者（排出结石或者虽未取得结石，但经X拍片检查，原有的结石阴影消除，以及基本症状消失）17例，好转者（结石下降或基本症状好转者）2例，无效者（结石未排出，基本症状也无改变）6例。

在17例痊愈病人中，排出结石的12例，未见排出结石的5例；其中配合用“总攻”疗法者11例。排石时间：最快者服药后 3 小时～1 天，最慢者 90 天，平均约为 23 天。

经过分析与排出结石的有关因素有下列三项：

1. 病程愈短，疗效愈高。因此，应该争取早诊断，早治疗。

2. 结石直径在 1 厘米以下者排出的可能性较大，但也不是绝对的。还要分析结石的位置和形状等关系。

3. 有合并证者多数未排出结石，疗效不好。所以，应结合患者全身状况，充实原来治疗方案。如先治合并证，或者攻补兼施，或者寓攻于补，才能取得更好的效果。

体会

1. 泌尿道结石包括在中医“石淋”、“砂淋”和“血淋”等疾病中。其病机是肾虚，膀胱气化失职，湿热蕴结下焦，灼炼津液而成。《巢氏病源》说：“肾主水，水结则化为石，故肾客砂石。肾虚为热所乘，热则成淋。”实践中见到，或因多食肥甘酒热之品，或因情志怫郁，气滞不宣，或因肾虚气化不行而致湿热蕴结下焦，日积月累灼炼津液，尿中杂质结为砂石，即“砂淋”、“石淋”。热积下焦，迫血妄行，则成“血淋”。若积石阻碍水道，通调失利，气血瘀滞，便会发生绞痛等症状。本病治疗大法：清热利湿，通淋化石。有肾虚者则应当着重补肾，佐以理气活血之品，气行则血行，有利于解除瘀滞，加强化石或推动结石下降。金钱草、海金沙、滑石、石韦、瞿麦、萹蓄之类多属甘寒，都有利尿、通淋、清热之功。经实验证明，这些药物“有利尿和促进输尿管蠕动增强”的作用[2]，所以有促进结石排出的效用。大黄苦寒泻热，利瘀破血，《神农本经》谓其有“推陈致新，通利水谷”的作用。张锡纯云：“大黄味苦、气香、性凉、能

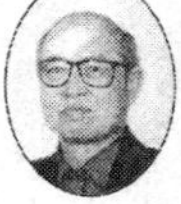

入血分，破一切瘀血……，其香窜透窍之力又兼利小便。”丹皮，苦辛微寒，有清热凉血，活血散瘀的功能。这二味药配合以上利尿诸药增强了清热活血、行瘀破结、推动结石下降功用，提高了排石率。我们治疗过程中，有6例病人单服以上中药，即能排石，可见这些药物之间有协同作用，可以提高疗效。

2. 中医中药治疗尿路结石确有较好的疗效，使病人避免了手术的痛苦，减少了复发的可能。

3. 我们治疗这组病例中取得了一定的成效，也有一定的教训。如有一位患者年龄较大，患左侧输尿管结石，原来体质尚可，经治疗服药一月后，出现“腰痛、脉沉细”。服六味地黄丸二天后，又行一次“总攻”排石法，但病人疲乏入睡，结石未排出。通过这个病例我们认识到，患者的内因（输尿管蠕动的推挤力量及尿液分泌功能等）是尿路结石能否排出的重要因素。输尿管蠕动能否增强，不仅取决于给药物的性质和刺激强度，而且也取决于输尿管当时所处的机能状态。患者的体质好在一定程度上反映了泌尿系统局部的机能良好。患者体质虚弱反映泌尿系统机能下降。本例病人如能及时给以益气、补肾，使全身状况好转之后，就有可能通过“总攻”排出结石。

又如，二例合并肾盂积水的患者，结石都未排出。有肾盂积水的患者肾功能不健全，利尿药物的作用在他身上效果不高。对这类病人应使肾盂积水消除或减少，使肾功能恢复后再行“总攻”疗法就可能有较好效果。我们认为肾盂积水属癥瘕结聚之类，也是一种气血瘀滞现象。理气破气、活血化瘀等药物或可起到消除或减少肾盂积水的作用。在这种思

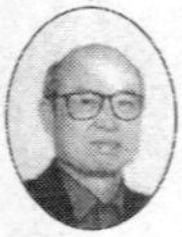

想指导下，我们治疗一例患者。王某某，男，30 岁，住院号：8215。1977 年 7 月 9 日肾盂造影发现“右侧肾盂及诸肾盏有中等度潴积现象，上段尿路亦扩张，输尿管于膀胱入口部有结石梗阻。”患者病程已有半年多，经服加味排石汤治疗一月余未见好转。患者年壮，营养发育中等，体质尚好，脉弦而缓，于 7 月 29 日改服破气逐瘀之品，如青皮、枳实、三棱、莪术、川牛膝、川朴、乌药、桃仁、红花、白芍、甘草等。连服 12 剂之后，又行二次“总攻”。于 9 月 19 日腹部平片检查，反复拍六片，报告：“小骨盆腔内未见不透光结石阴影。”小便化验正常，症状消失，痊愈出院。

4. 结石久停不动，考虑可能为粘连因素所致者，可用活血破瘀等法治疗。例如：患者赵某某，男，46 岁，榆次人，住院号 8017，1977 年 10 月 22 日，突然发现剧烈腰痛、腹痛，2 月 2 日腹部平片发现为左侧输尿管结石，服 5 剂排石汤后血尿停止。2 月 16 日又拍片，发现结石下移至输尿管入膀胱口之狭窄部，于是又在本厂治疗二月多，结石再未活动。病人 4 月 18 日转我科治疗。我们考虑患者结石久久停滞不动，可能是输尿管局部炎性水肿，使结石嵌顿，或可有输尿管粘连因素存在。于是在服排石汤同时，静脉输注甘露醇、四环素以消炎，解除局部水肿。治疗两个月，仍未见效果。病人时有恶心、便干、舌苔变黑，舌质偶尔发紫，加用大黄等药后，这些症状即可缓解。我们诊为下焦瘀滞，改用祛瘀破气之品治疗。从 7 月 5 日开始内服三棱、莪术、丹参、红花、川牛膝、青皮、枳实、白芍、甘草等，连服十余剂后，于 7 月 18 日尿中发现排出一块结石，大 1.0 厘米×0.6 厘米×0.6 厘米，棕褐色，结石表面凹凸不平，呈荔枝

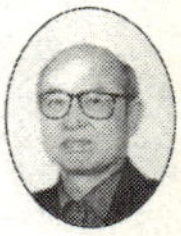

皮状，痊愈出院。

小结

本文简单小结了 25 例尿路结石的一般情况，和中西医结合治疗办法，肯定了中药对尿路结石治疗效果，初步探讨了中西医结合治疗尿路结石的机理。对一些结石长久停滞不动的病人依据辨证论治的原则临床探索用活血破瘀的办法进行治疗，取得一定的效果。但是病例还很少，有待于今后进一步观察研究。

参考文献

[1]《泌尿外科学》，明达尔著，1952 年。

[2]“中西医结合‘总攻’疗法治疗输尿管结石”，《中华医学杂志》，1975 年第 1 期第 32 页。

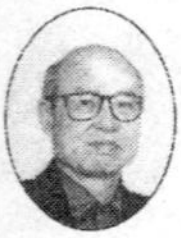

第六章　其他疾病

第一节　脱疽（血栓闭塞性脉管炎）

血栓闭塞性脉管炎是一种劳动人民中常见的慢性血管疾病，是动脉和静脉周期性、节段性炎症病变。它危害性大，治疗困难，属于中医“脱疽”范畴。

一、病因病机

祖国医学认为本病病因有二：第一，肾虚之体，髓海不足，脉络空虚，阴寒湿邪，乘虚侵袭，寒湿痰浊，凝滞于经脉之中，造成经脉痹阻，气血瘀滞，阳气不能下达，以致经脉不通而发病。病邪滞久而化热，热甚肉腐，甚至五趾相继坏死。第二，火蕴脏腑，寒湿外侵而成。多因过食膏粱厚味，辛辣炙煿，火毒内生，或用丹石房术之药，淫火猖狂烁于骨髓，寒湿外侵，如此内热外寒，经脉阻塞，气血瘀滞，乃发此证。

毒邪为什么会聚于趾指呢？按中医理论认为：人身气血周流于上下，则毒气不会聚于一处。毒邪聚结，气血凝滞，乃乘气血不足之故。脉管炎生于四肢末梢，气血不能充达之处，正说明气血本虚，是本病重要原因之一。

现代医学认为：血栓闭塞性脉管炎是一种全身性疾病。

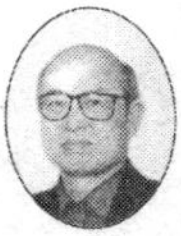

在寒冷、潮湿、毒素、外伤及精神因素等刺激作用下，中枢神经系统的调节障碍，引起植物神经系统机能失调和内分泌活动异常，以致血管痉挛，长期血管痉挛，引起血管壁营养障碍，进而引起血管内膜增厚，血栓形成，血管闭塞，甚者形成肢端坏疽。本病虽说是全身性疾病，但主要发生在下肢的中小动脉（如胫前动脉、胫后动脉等），上肢血管发生者较少，内脏血管（肠、脑、心等）发生者则更少。

二、辨证论治

血栓闭塞性脉管炎以上二种原因初期症状不同，但破溃后的表现则基本一致。临床上一般可分如下四型辨证论治。

（一）阳虚寒凝型

发病较缓，面色微黄，患肢麻木酸困，时有抽痛，久则间歇跛行，甚则肌肉逐渐萎缩，汗毛稀疏脱落，局部肤色苍白，粗糙不泽，患处冰冷，疼痛，趾甲增厚色暗，趺阳脉、太溪脉搏动减弱或消失，甚至全身可伴有腰酸遗精、阳痿、耳鸣等症状，舌淡，苔白，脉沉细。相当于现代医学缺血缺氧期。证属脾肾阳虚，寒湿凝聚经络，治宜补阳活血，温经通络。方用阳和汤[13]及当归四逆汤[119]加减。处方：

制附子10克　桂枝10克　麻黄6克　丹参30克　鸡血藤30克　川牛膝12克　红花10克　地龙10克　当归15克　赤芍15克　炮甲珠10克　水煎服。

若寒重者，加鹿角霜、肉桂、细辛；肌肉萎缩者，加党参、淮山药、苍术。

（二）气滞血瘀型

主要症状有面黄色暗，患处紫赤，沉重疼痛，行走站立加重，夜间更甚，肌肉萎缩，间歇跛行增重，有明显的络脉郁滞现象，患肢抬高色白，下垂青紫，趺阳脉和太溪脉搏动消失，舌质紫暗，或有瘀斑，瘀点，苔薄白，脉沉弦。相当于西医营养障碍期。证属气滞血瘀，络脉阻遏，寒将化热，治宜活血化瘀，通经活络。方用通脉四逆汤[113]合血腑逐瘀汤[84]加减。处方：

当归15克　赤芍白芍各15克　川牛膝12克　红花10克　丹参30克　鸡血藤30克　炮甲珠10克　川芎10克　金银花30克　甘草15克　水煎服。

瘀滞重者，加虻虫、水蛭、地龙；肿胀疼痛甚者，加生薏苡仁、防己、木瓜；疼痛不止者，加元胡、乳香、没药；伴有游走性静脉炎者，重用金银花，再加元参、蒲公英、紫花地丁等清热解毒药。

配合功能锻炼法：抬高患肢 2～3 分钟，再将患肢垂于床沿 3～5 分钟，再平卧 2～3 分钟。每日锻炼三次，每次重复 5～6 遍。

（三）热毒型

主要症状有面色晦暗和苍白，饮食减少，发病较急，患肢剧痛，如汤泼火灼，昼轻夜重不能安眠，甚者坏死焦黑或溃烂成脓，周围紫赤肿胀，久则趾节脱落，味臭难闻，全身可伴有烦躁不恶寒，大便秘结，小便短赤，舌红绛，苔黄燥，脉洪数或洪大。本型相当于现代医学的坏死期。此为火毒炽盛，治宜泄火解毒，活血通络。方用四妙勇安汤[114]合顾步汤[115]加减。处方：

金银花30克　当归30克　石斛21克　连翘15克　赤芍15克　紫花地丁30克　牛膝12克　野菊花12克　丹参30克　红花10

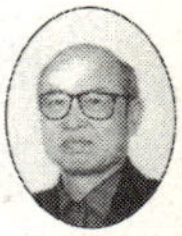

克　甘草15克　蒲公英30克　元参15克　水煎服。

大便秘结者，加大黄，火麻仁；气虚者，加黄芪、党参。

（四）气血双虚型

主要症状有面容憔悴，苍白无泽，神疲身羸，肢体枯细，疮口久久不愈，舌淡少苔，脉细无力，此为久病致虚，气血不足。治宜培补气血，方用十全大补汤[78]、顾步汤[115]、人参养荣汤[72]等加减。处方：

党参10克　生黄芪30克　焦白术10克　当归30克　熟地12克　白芍15克　川芎10克　柏子仁10克　丹参30克　茯苓10克　元参12克　川牛膝12克　水煎服。

外治：①初期，未破溃前，用椒艾洗药[40]熏洗。先熏后洗，每次半小时，每日一至二次。②破溃后用0.5%高锰酸钾浸洗疮面，然后清洁换药，最好暴露疮面。③坏死组织分界线清楚时先截趾，必要时截肢。

三、医案举例

徐某某，女，43岁，山东人，工人。住院号8701。1978年2月12日住院治疗。

病史：1977年4月24日左脚背被金属砸伤，肿胀疼痛不显著，但长期不愈。经×××医院，×医院、×××研究所皆诊为外伤性脉管炎，但治疗效果不明显。在我院门诊治疗四个月有好转，但现在右下肢仍冰冷，肢色苍白，干燥无汗，阵发性疼痛，小腿胀疼，间歇跛行严重（仅能走30余米），大拇趾趾甲变黑，增厚粗糙，二趾甲亦有半部变黑，腓肠肌压痛，足掌部压痛，右脚背动脉搏动消失，诊为外伤

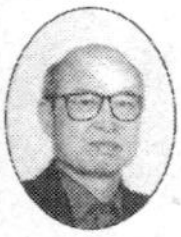

性血栓闭塞性脉管炎，据上述症状，结合舌淡舌边红，苔薄白，脉沉缓，证属阳虚不能下达，寒邪凝滞脉胳，治宜温通活血为主。处方：炮附子10克、当归15克、木通6克、赤芍15克、丹参30克、桂枝6克、熟地15克、白芥子10克、鸡血藤30克、炮甲珠10克、川牛膝12克水煎服，每日一剂。

外用：椒艾洗药[40]加减，煎水熏洗患肢。

服药九剂后，患足开始有发汗现象，疼痛减轻。服药24剂后，患者症状明显好转，疼痛继续减轻，走路时患足能放平，有汗出，不怕冷，足背动脉开始搏动，但较弱。之后又用上方加减巩固治疗二月余，于5月27日痊愈出院，至1979年5月随访，患者身体很好，一直坚持工作。

刘某某，男，27岁，河北人，工人。住院号9673。1979年6月20日因右腿间歇跛行四年，住院治疗。

病史：1975年元旦出车受冻，引起右脚肿胀，冰冷，紫赤疼痛。当时经几个医院诊为血栓闭塞性脉管炎，在全国多方医治，用扩张血管药等西药及中药二百余剂，坚持治疗四年，病情虽未严重发展，但未治愈。遂来我院治疗。

患者右足冰冷，青紫，汗毛稀疏，五趾甲苍白，破碎，间歇跛行，腓肠肌轻度萎缩，足趾、趾尖裂口，趺阳脉消失，食欲尚佳，二便调，脉缓涩，舌红苔白。1978年12月血流图：右侧血管紧张度增高，弹性差，两侧波幅差72％。证属气滞血瘀，兼虚寒。治宜活血通脉为主，辅以补益温阳。处方：

①丹参30克　鸡血藤30克　红花10克　党参10克　黄芪30

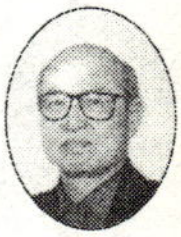

克　白术10克　当归30克　赤芍白芍各15克　桂枝10克　炮甲珠10克　甘草30克　水煎服。

②椒艾洗药[40]水煎熏洗患处。

上方加减服九剂后，患者自觉走路增多，患肢轻松，服二十一剂后，患者病情显著好转，肤色由紫赤转为红润，走路轻快，疼痛消失，患脚冷减轻，原来趾甲破碎的现象好转，有好甲新生。

于7月22日病情显著好转而出院。

附：历代文献

1.《灵枢·痈疽篇》："发于足指，名曰脱痈，其状赤黑，死不治，不赤黑不死。不衰，急斩之，不则死矣。"（《甲乙经》第一次将"脱痈"改为"脱疽"）

2.《刘涓子鬼遗方》："发于足指，名曰脱疽，其状赤黑不死，治之不衰，急斩去之，治不去，必死矣。"

3.《外科正宗》："夫脱疽者，外腐而内坏也。此因平昔厚味膏粱熏蒸脏腑，……疮之初生，形如粟米，头便一点黄泡，其皮犹如煮熟红枣，黑气侵漫，相传五指，传遍上至脚面，其疼如汤泼火燃，其形则骨枯筋练。"（此似为动脉硬化性坏疽）

4.《外科证治全生集》："凡手足无名指，患色白而痛者，脱骨疽也。诸书载云，急剪去指，可保其命，迟则肿延手足之背，救无术矣。殊不知此疽也，大人以阳和汤[13]，小孩以小金丹[86]，最狠者以犀黄丸[91]皆可以消之。"（从证治看，此约为血栓闭塞性脉管炎）

第二节　血栓性静脉炎

血栓性静脉炎是指静脉内腔的炎症，同时伴有血栓形成。发生于浅层静脉者，临床上称为浅静脉炎，发生于深层静脉者，称为深静脉炎。浅静脉炎的临床特点是：患处可触及索条状肿物，焮红疼痛。深静脉炎的临床特点是患肢增粗肿胀，按之凹陷，大腿内侧沿静脉走向压痛，或腓肠肌有明显压痛，如将患足背曲时，小腿肌肉胀痛加重，行走劳累后，肢体沉重，肿胀增加。浅静脉炎，基本相当于中医的“膈病”。晋代葛洪《肘后备急方》第一次记载本病，云：“皮肉卒肿起，狭长赤痛，名膈。”唐代孙思邈《备急千金要方》记有：“凡膈病，喜发四肢，其状赤脉，起如编绳，急痛壮热。其发于脚，喜从腨起至踝，亦如编绳，故云膈病也。”深静脉炎，多相当于中医的湿热下注或脾虚湿盛的下肢肿胀。

一、病因病机

关于本病的原因，孙思邈认为“皆久劳，热气盛，为湿凉所折，气结筋中”所致。征之实际，这种认识基本反映了本病的主要病因病机。由于下肢外伤，妇女生产，手术创伤，或因妊娠，静脉曲张或其他长期卧床患者，或反复静脉注射与静脉点滴药物者，都能使人体正气受伤（久劳伤气，久病致虚），以及血管局部受损（外伤损害，药物刺激）。气伤则运行不畅，气为血帅，气不畅则不能推动血脉运行，故

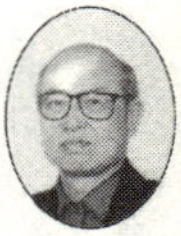

血行缓慢，加之血脉局部受损，更宜致使脉络闭塞不通。所以在病机上则表现为气血凝滞，络脉闭阻。临床症状表现为“热气盛为湿凉所折”的湿热相搏的特点。如下肢红肿疼痛或下肢肿胀劳累后加重。急性浅静脉炎一般多以热重于湿为主；深静脉炎以湿重于热为主，或者是久病脾气虚损，运化水湿功能减退，造成肢体肿胀。其共同的特点是湿热蕴结。以湿为阴邪，其性黏腻重浊，湿不去则热难清，热不退则湿难渗。往往缠绵不愈病程较长，甚或有此消彼起，反复发作等情况。现代医学认为，血栓形成的主要因素有三：①血流缓慢；②血液凝固性增高；③静脉壁内膜的损害。

二、辨证论治

西医对本病的治疗方法，一般有手术疗法和溶解血栓法。经治疗后，患肢均留有不同程度的静脉机能不全现象的后遗症。而溶血疗法对有出血性疾病、溃疡病、高血压病或新产后者又多不宜使用。如果使用不慎往往造成大出血，危害病人。因此，对本病进一步探索总结中医治疗规律，有实际价值。

根据本病的临床表现可分为湿热型，脾虚湿盛型，气滞血瘀型。

（一）湿热型

多见于下肢或上肢，局部红肿疼痛，状如索条或成块成片，触痛拒按，肢体活动不利，重者沿静脉走向有多处肿块并起，或此消彼起，全身伴有恶寒发热，心烦不眠。若湿盛者，患肢迅速肿胀，皮肤光亮，行动困难，或有瘀斑，舌质暗，舌苔白腻，脉弦数或紧数。本型相当于四肢急性浅静脉炎和深静脉炎急性发作期。证属湿热相搏，血瘀络阻。治宜清热利湿，活血通络。药如：银花、蒲公英、地丁、丹参、鸡血藤、炮甲珠、车前子、生苡仁、茯苓。若肿胀明显，皮肤光亮者加土茯苓、泽泻；发于上肢者加姜黄，川芎；发于下肢者加川牛膝、木瓜；疼痛明显者加乳香、没药，病久气虚者加党参、黄芪。

外用：浅静脉炎洗剂[34]，煎水熏洗患处。

某某，男，28岁，灵石县工人，住院号8081。1976年11月石头砸伤左大腿，本厂医生当时用跌打丸酒化后揉擦患部，随即痛止。而患处发紫，并向上向下出现红色的血管延伸，翌日患肢红肿疼痛，经本县医院诊为血栓性静脉炎，内服消炎药，外用硫酸镁湿敷，肿痛遂消，但条状肿块走散延伸，未能控制，于1977年4月19日住我院治疗。患者体温、脉搏、血压、血象、肝功能均大致正常，神清合作，心肺肝脾未见异常，左下肢沿大隐静脉走向红赤压痛，可触及索条状硬结，上自髂窝，下至胫骨上端之内侧。在膝盖上方内侧，有约4厘米×4厘米两块红肿酸痛，膝下胫骨内侧有约3厘米×3厘米肿块。诊为左下肢血栓性静脉炎。

据下肢红赤、微肿、酸痛，行走不便，苔黄，脉弦滑，证属气血瘀滞，湿热蕴积，治以活血化瘀，清热利湿。药用：鸡血藤30克、红花10克、丹参30克、川牛膝30克、银花30克、赤芍15克、地丁30克、生苡仁30克、车前子6克（另包）、紫草15克，水煎服，又以桑枝、黄柏、归尾、红花、苏木、乳香、没药水煎熏洗患处。

二诊（5月6日）：上方加减服用11剂。原有的三处肿块已基本上消散，行走方便，患肢大隐静脉仍有僵硬感。但

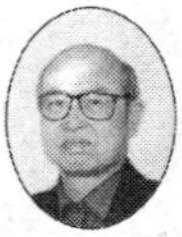

于5月5日发现：左小腿内侧原有肿块下方，沿静脉走向有红色索条状肿物，向下延伸，苔黄，脉洪数。上方赤芍改为21克继服。又服15剂后，下肢静脉炎临床痊愈，只留有色素沉着。之后以健脾理气巩固治疗，痊愈出院，半年后随访，未见复发。

（二）脾虚湿盛型

久病体虚，身倦乏力，患肢肿胀，按之不留指痕，沉重疼痛，行走困难，久行久立后症状加重。重者日久可见患肢发凉、麻木，皮肤紫暗僵硬。沿大腿内侧压痛显著，腓肠肌压痛明显。苔薄白或白腻，舌质多映紫或有紫斑，舌边多有齿痕。脉沉细或沉弱。本型相当于深静脉炎。证属脾虚湿盛，经络瘀阻。治宜健脾渗湿，活血化瘀。药用：生黄芪、党参、黄精、鸡血藤、丹参、川牛膝、炮甲珠、生苡仁、滑石、车前子、土茯苓等。一般服14剂左右肿胀开始消退，40剂至60剂可达到临床治愈。如食欲不良，消化迟钝者，加砂仁、神曲；患肢发冷，肤色紫暗者，加桂枝、附子；患肢发热，肤色潮红者，加银花、地丁；体质壮实者，加水蛭、三棱。

外用：深静脉炎洗剂[42]，煎水熏洗患肢。每日一至二次，每次三十分钟。

某某，男，39岁，山西运城人，工人，住院号7902。1976年12月22日，无明显原因，突然发现左侧腘窝部疼痛，活动时加重，继则左小腿肿胀，活动受限，食欲减退。1977年1月10日在我院门诊诊断为左下肢静脉炎，住我院治疗，红肿消散。于3月1日上街走路稍多，当晚患肢大腿肿胀，行动困难，第二日开始用血管舒缓素、青霉素、链霉

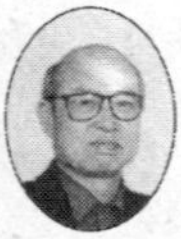

素及低分子右旋糖酐等药物治疗，病情未见明显好转。于1977年5月19日由我治疗，左腿肿胀严重，大腿比健侧肿3厘米，小腿中部比健侧肿4厘米、小腿下部比健侧肿2厘米，行动不便，患肢麻木，疼痛，晚上抽筋，下午胃口憋胀，出气困难，饮食减少，疲困乏力，睡眠尚可，二便调，苔白，脉大。据脉证分析，病属脾虚湿盛，气滞血瘀，经脉不通，治宜健脾益气，活血散瘀，理气化湿。药用：

党参15克　黄芪24克　黄精24克　薏苡仁30克　土茯苓30克　炮甲珠10克　王不留行15克　双花30克　当归15克　牛膝15克　赤芍24克　丹参30克　红花10克　木香10克　莱菔子15克。水煎服，每日一剂。

二诊（6月7日）：上方连续服用12剂，患肢肿胀减轻，活动量增加，每天可行走四小时，能连续活动1～2小时，下午全身疲困乏力，肿胀增加。上方继服，至7月1日，患大腿肿胀消失，小腿略肿，已能坚持日常生活和一般活动，临床痊愈，7月5日出院。一年后随访未复发。

（三）气滞血瘀型

本型常见于胸胁部位，临床上较少见，多发生在外伤或乳癌根治切除术后。初有索条状肿物，色红或皮色正常，疼痛，胸胁憋胀不适，烦躁，舌苔薄白，脉弦。本型相当于锁骨下或胸壁静脉的血栓形成。证属气滞血瘀，治宜疏肝理气、活血化瘀。方用复元活血汤加减，药如：柴胡、桃仁、红花、归尾、炮甲珠、丹参等。胸胁憋胀、常欲太息者加香附、青皮；红肿显著者加银花、蒲公英。另外由于静脉注射和静脉点滴刺激性药物而引起的静脉炎，近年来有明显增多趋势，炎症经一般处理容易控制，但后多留有索条状硬结，

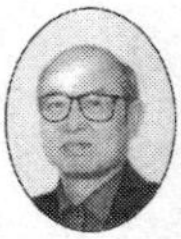

久久不消，亦属气滞血瘀型。我们采用红花注射液或当归注射液，在患处封闭浸润，疗效亦佳。据报道用紫草提取物治疗本型病，有效率可达100％，也可参考。

靳某某，女，成年，门诊病人。1978年9月2日初诊。

左胸壁乳房外侧有长约10厘米之索条状肿物，色微红，疼痛，已有半月余，没有手术史，没有明显外伤史。

经山西医学院第×附院诊为左胸壁静脉炎，经一般西药消炎治疗，疗效不明显，于是来我院治疗。患者性情急躁，胸痛憋胀，常欲太息。

据上述见证，参合苔白，脉弦细，证属肝气不疏，经络阻滞。治宜疏肝理气，活血通络，方用复元活血汤[8]加减。药如：

丹参15克　鸡血藤30克　柴胡10克　红花6克　桃仁6克　酒军6克　炮甲珠10克　香附10克　青皮10克　甘草6克。水煎服。

二诊（9月16日）：服上药6剂，症状显著减轻，红肿之索条状物已软化消散，局部只留轻度压痛，上方减量，继服2副，以巩固疗效。

上述分型治疗，据我们的临床观察，疗效满意。但由于经验的局限性和疾病的复杂性，即使同一个病在病的不同阶段，反映的症状不同，治法亦各异。故在临床时还须灵活应用，才能提高疗效。

四、关于血栓性静脉炎治则和预后的几点看法

关于本病的活动问题。按照西医的治疗原则是卧床休息，抬高患肢。在急性期应该按此原则治疗。据我们的经验

是，卧床时间应尽量缩短。因卧床休息有利于肿胀消退，但反复发作的情形更多。当患肢急性炎症稍消，疼痛轻微时，即可适当活动，但宜循序渐进，这样疗程稍长，但病情反复的少。从长期疗效来看，是缩短了疗程。

关于本病的复发问题，我们在住院病人的观察中发现，有的人因吃鱼肉复发，有的病人因喝酒复发，有的病人因过劳复发，还有二例病人主诉每次感冒均引起复发。这些外界刺激与病情变化仅是偶然的巧合呢？还是有规律可循，尚须更多观察。所以对中医传统的食物禁忌尚须注意研究。

关于深静脉炎的后遗症——静脉回流机能不全，留有轻度的患肢肿胀，久站久行后加重。经中医中药治疗者，多数亦有这种后遗症。但可以胜任一般的工作劳动，从现在的患者来看，多数是经多处医治，辗转而来，病程较长，静脉血栓完全溶解可能性很小，疗效的发挥多靠侧枝循环的建立。而新建立的侧枝循环完全代偿了原来的机能是有困难的。

总之，采用中西医结合治疗血栓性静脉炎，正确地应用辨证施治的原则，可以提高疗效，减轻或避免后遗症。我们现在这套方法还存在疗程较长，不能完全避免后遗症等缺点，仍有待继续探讨解决。

附：历代文献

1.《肘后备急方》："皮肉卒肿起，狭长赤痛，名膈。"（此为膈病最早记载）

2.《巢氏病源》："膈病者，由劳役，肢体热盛，自取风冷，而为凉湿所折，入於肌肉筋脉，结聚所成也。其状赤脉，起如编绳，急痛壮热，其发于脚者，患从鼠蹼起，至

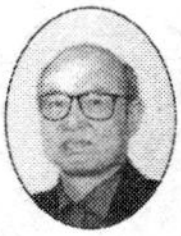

踝，亦如编绳，故谓腨病也。”（对病因、症状描述较具体）

3.《备急千金要方》：“凡腨病喜发四肢，其状赤脉，起如编绳，急痛壮热。其发于脚，喜从腨起至踝，亦如编绳，故云腨病也。发于臂喜着腋下。皆由久劳，热气盛为湿凉所折，气结筋中，成此病也。”（此对病机认识较准确，症状亦更具体）

第三节　口　疮

口疮是指口腔黏膜上生黄白色大小不等的溃疡，又名口疳，《医宗金鉴》还称“大人口破”。

一、病因病机

本证多由于过食膏粱厚味，习饮醇酒，心脾蕴热，循经上攻；或者口腔不洁，外感风热所致。亦有素体阴虚，加以劳动过度，阴液亏耗，或者思虑太过，睡眠不足，以致心肾不交，虚火上炎而成。正如《诸病源候论》所说：“手少阴，心之经也，心气通于舌；足太阴，脾之经也，脾气通于口，腑脏热甚，热乘心脾，气冲于口与舌，令口舌生疮也。”

现代医学认为口疮与消化不良，维生素B族缺乏，内分泌紊乱等有关。

二、辨证论治

（一）实证

溃疡多生于唇颊内侧及舌面等处，如黄豆或豌豆大小的

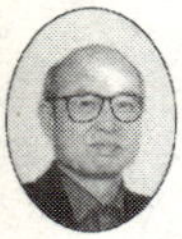

黄白色烂斑，多呈圆型或椭圆形，周围色鲜红，烂斑数目较多，（可达十数个）甚者舌腮俱肿，疼痛，尤以进食时为甚。轻者多无全身症状，重者可见发热头痛，不思饮食，口干渴饮，便干溲赤，舌红，脉实数。证属心脾实火妄动。轻者可不用内治，重者治宜清热泻火。方用凉膈散[18]加减。大便溏者，去大黄、芒硝，加黄连、菖蒲；小便赤者，加木通、车前子。

外治：冰硼散搽患处，每日二至三次。

（二）阴虚火旺

口腔黏膜溃烂，疮色灰白，周围颜色淡红，烂斑小而少，一般为一二个，反复发作，甚者经年累月而不愈，进食时有疼痛，一般无明显全身症状，重者潮热，心烦，咽干舌燥，头晕耳鸣，手足心热或有腰膝酸软，舌红少苔，或有镜面舌，脉细虚。证属脾肾阴亏，虚火上炎，治宜养阴降火。方用甘露饮[116]加肉桂少许。

外治：冰硼散搽患处或用硝酸银棒烧灼溃点。

（三）阳虚火炎

口疮反复发作，服凉药不愈。口内色淡，烂斑色白，全身症状可见脘腹胀满，食欲不振，大便溏薄，神疲乏力，面色萎黄，手足厥冷，舌淡苔白，脉象沉迟。此乃中阳不足，阴火上乘所致。朱丹溪所谓：中焦土虚，相火冲上，游行无制，舌破口疮是也。治宜温中散火，益气健脾。方用理中汤[117]加肉桂，脉迟无力者再加附子；若气虚甚者，加黄芪有益气生肌敛疮之功。

外治：①细辛、炒黄柏各等分为末掺患处。②吴茱萸粉加醋调成糊状，敷贴于双侧涌泉穴，每两天换药一次，以引

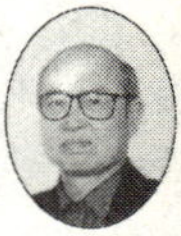

火归源。

总之，口疮乃心脾二经之火循经上扰之故，但必须分清虚实。即使是实证，也不宜过用寒凉；而虚证中阴虚、阳虚杂见者居多。所以滋阴降火与温阳散火二法亦可并施。

三、医案举例

裴某某，女，太原二电厂工人。1979 年 7 月 21 日初诊。

口腔溃疡一年多，反复发作。现在舌尖、边有口疮溃疡二处，色白，周围色淡，进食时疼痛增重。口干、唇裂脱皮，声音嘶哑，胃脘不适、打嗝。口疮的发作与月经没有明显关系。舌淡，苔薄白，脉细弱。证属阴阳俱伤，虚火上炎。治宜养阴温阳，清热散火。处方：

生熟地各10克　石斛10克　黄连10克　元参10克　竹叶10克　麦冬10克　干姜10克　肉桂3克　仙灵脾10克　甘草10克

二诊（7 月 26 日）：服上药四剂，口疮已愈，口干，唇裂起皮好转，腹内舒坦。之后以甘露饮[116]二剂益阴以善后。

1980 年 5 月随访，愈后近一年未复发。

按语：方中寒热并用，但以大队滋阴之药为主，取“壮水之主，以制阳光”之义。方中干姜、肉桂、仙灵脾，温阳健脾，且干姜善散浮火，肉桂长于引火归源，既治虚火，又防止大队熟地、元参等滋腻伤脾。我们纵观古人治虚火口疮之方多为寒热并用，其中有深理焉。如：“柳花散”中黄柏、肉桂同用；“赴筵散”中三黄与姜辛共施；“知柏四物汤”中要少佐肉桂；荜茇与黄柏同用等等。可见虚性口疮，多为寒火杂见之证。

第四节　骨质增生症

骨质增生症又称骨性关节炎，不是一种独立疾病，而是临床常见的一种综合症状。最常见者为颈椎病，其次是腰椎增生症、跟骨骨刺等，还有其他骨关节病、类风湿性关节炎，大骨节病等都有骨质增生的病理改变。多发于四五十岁以上的老年人。本病属于中医“骨痹”、“麻木不仁”、“足跟痛”等证候中。

骨质增生的病因病机比较复杂，概言之其标为风寒湿邪乘虚侵袭骨脉，或者闪挫、跌仆损伤筋骨，气滞血瘀；其本为肾虚，“肾主骨”，年过四十，肝肾亏损，肾虚则精少髓空，脉络失和，骨失荣养，导致骨节酸疼，麻痹不仁，而成本病。

现代医学认为其病因尚不明确，但认为老年性组织变性和慢性损伤为本病的主要致病因素。

一、辨证论治

根据骨质增生的病机和临床表现可分两大类。

（一）标证

根据病变部位不同，简述以下三种类型。

1. 手臂麻木：患臂手指麻木，酸困或有疼痛，多有突然手指无力，不能持物，或有颈项强痛，但无游走性疼痛，苔白，脉微涩。颈椎 X 拍片多能确诊。证属气虚血滞，风寒外侵。治宜调养营卫，辅以祛风散邪。方用黄芪桂枝五物汤加减[118]。处方：

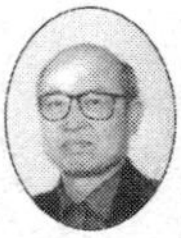

黄芪15～30克　桂枝10克　赤芍　白芍各10克　秦艽10克　威灵仙10克　姜枣为引、水煎服。

口干，易上火者，减桂枝加麦冬；臂强疼运用不自如者，加桑枝、丝瓜络、姜黄片。

2. 腰腿疼痛：病起缓慢，或因不慎闪挫，突然腰部酸痛，活动不灵，或有向臀部、腿部牵引性疼痛，多晨起较重，稍事活动后减轻，劳累则加重，也可因偶然动作使疼痛缓解，苔白，脉沉或弦细。证属肾虚之体，风寒侵袭。急则治标，宜祛风散寒，补肾壮腰。方用独活汤(119)加减。

3. 足跟痛：多为高年之人，起病缓慢，足跟疼痛，伴有麻胀感，不耐久立，多走，甚者足不任地。苔薄白，脉沉弱。证系肝肾亏损。治宜峻补肝肾，方用立安丸(120)加减。若兼外感寒湿，有身重不举，恶风怕寒者，加木瓜、威灵仙、羌活等；若有明显外伤史，气滞血瘀者，加丹参、红花、秦艽、炮甲珠。

（二）本证

病经治疗后，疼痛麻木缓解，但骨质增生存在，或有颈项强痛，腰酸膝软，困重不适，苔白，脉沉。证系肝肾亏损，脉络瘀滞。缓则治本，宜补益肝肾，舒筋活血，方用骨质增生丸(121)。若系颈椎病加丹参、桑枝；足跟痛者，加牛膝、丹参。

总之，骨质增生症，其标为风寒湿痹，或气虚血滞，其本为肾虚骨弱，治宜分清标本缓急，疗效方佳。

二、医案举例

张某某，男，48岁，干部，山西洪洞人。1977年12月

28日入院，住院号8591

病史：手足麻木，发热半月。一年多来，右手麻木不适，12月14日突然发现手足都麻木增重，发热，如感冒状。同时腰疼剧烈，卧床不起，治疗无效，偶有一次强力扶楼梯上楼之后，腰痛缓解。经××医院拍片诊断是增生性脊柱炎，遂到我院住院治疗。X片发现腰第1、2、3、4椎有不同程度的骨质增生，诊为腰椎骨质增生。

初诊（12月30日）：患者四肢麻木，发烧，咳嗽时加重，手足遇冷水后麻木上窜，逢热水无明显改变，大便干燥，小便黄，饮食睡眠尚可。苔薄白，脉沉略数，右尺沉。其病本为肾虚骨弱，其标为气血周流不畅。急则治标，暂拟益气养血，祛风活络，辅以补肾。处方：

当归15克　党参15克　片姜黄9克　川牛膝9克　丹参30克　鸡血藤30克　白芥子9克　防风9克　丝瓜络9克　穿山甲9克　补骨脂9克　3副　水煎服。

1月6日，服上药三剂后，自觉症状好转，腰疼轻微，麻木亦减，上方加狗脊15克，继续服用。此方加减治疗二月余，间用补肾壮腰之品，到二月底，患者诸症好转，脉沉转缓，活动量加大。另配骨质增生丸(121)一料，以巩固疗效，于3月6日，治愈出院。

按：本病为腰椎、颈椎等多发性骨质增生症，所以症状表现比较复杂，治疗时牢牢抓住一个肢体麻木为气血不周的标象和骨质增生的病理特点，进行施治。先标后本，既能较快止痛又能巩固疗效。

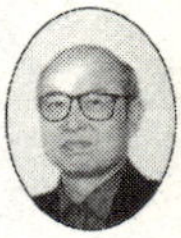

第五节　男性不育症

男性不育症是指在有生育功能年龄的男子，婚后夫妇同居三年而不是因女方之疾病引起的不能生育症。本病对身体健康虽无大损害，但患者的精神压力很大，给生活带来很多痛苦，是我们临床上颇为棘手的疾病。中医将男性不育症分属“阳痿”、“早泄”、“子嗣艰难”等病证中论治，有丰富的经验。《内经》中就有有关本病病因病机的记载，称为“阴痿”。后世医籍记述更为详细。

一、病因病机

本病原因主要涉及肝、肾、阳明三经。肝主疏泄，肾为先天之本，胃为生化之源。如果肝不疏泄，肾精则不能正常排泄，肾阳不足，命门火衰，则精冷不育。先天之精，依赖后天之精不断充实补足，如果胃土久损，后天生化不足，则自顾不暇，肾精必然亏损，影响生育。现代医学认为男性不育的原因有二类：一类是由于全身性疾病，如性神经衰弱，脊髓痨等发生阳痿或早泄，不能输送精子与卵子结合。一类是无精子，或者精子太少，或者精子畸形太多所致。后一类中有因生殖器官发育异常，如先天性无睾症、隐睾、睾丸发育不全等，多非药物所能治疗。但大多数是因某些炎症所引发，如副睾炎、前列腺炎和精囊炎等。可见男性不育的原因是复杂的。用西药治疗，很难取得理想的效果。临床经验说明，有阳痿者，治愈阳痿，不育症随即治愈；无阳痿而不孕

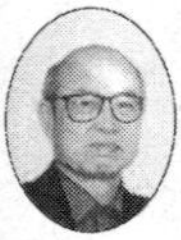

者，治疗更为困难，诱因少，症状少，辨证困难，更需医者运用四诊八纲，详审病情，准确辨证，才能取得预期的效果。

二、辨证论治

根据临床辨证施治的结果，兹归纳为如下几种类型：

（一）命门火衰型

面色㿠白，头目眩晕，腰酸肢冷，阳痿，滑精，不育。脉多沉细而迟，尺脉尤弱。精子总数不足，或精子死亡率太高。其原因多由先天不足，加之恣情纵欲，或少年误犯手淫或久病失养。肾为先天之本，藏真阴而寓元阳，只宜固藏，不宜泄漏太过，如此斫戕损失太甚，必然导致命门火衰，精气虚寒而不孕育。治宜温补下元。方用加味羊肾丸(122)。畏寒肢冷，舌淡苔白者，加附子、肉桂。

（二）肾阴虚损型

形体消瘦，头晕耳鸣，少寐健忘，久婚不育，腰酸腿软，或有遗精，心烦口干，脉细，双尺无力，舌红少苔。多因酒色过度，或由久病耗损真阴，或由思虑劳伤，心脾血虚；久之，真阴得不到气血滋养，以致肾阴虚损，遗精不育。治宜固精养血，滋补肾阴。方用六味地黄汤(25)加减。继以加味羊肾丸(122)壮阳益精善后。

（三）脾肾两虚型

婚后久而不育，面色萎黄，神疲肢冷，消化不良，甚者大便溏泄，完谷不化，腹胀少食，舌淡苔薄，脉沉迟。其原因多由脾胃素虚（多伴有胃溃疡或慢性胃炎等病）后天生化不足，肾精无源；或由肾阳素亏，火不生土，导致肾虚土

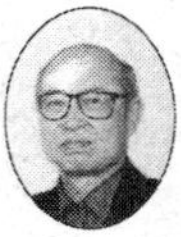

衰，恶性循环。此类患者多劳苦之人。其病理机转正如清代华岫云所说："阳明虚，则宗筋纵。盖胃为水谷之海，纳食不旺，精气必虚。况男子外肾，其名为势，若谷气不充，欲求其势之雄壮坚举，不亦难乎。"治宜脾肾双补，助火生土。处方：

仙茅10克　巴戟天10克　菟丝子12克　仙灵脾10克　韭子10克　党参15克　白术10克　砂仁10克　肉桂10克

水煎服。待其脾胃稍复，食纳渐佳时，以加味羊肾丸[122]加砂仁，白术，陈皮等为丸，缓缓服之以取效。

（四）肝郁肾伤型

婚后不育，精神不振，胆怯多疑，寐不安宁，阳痿不举，脉弦涩。其原因多由惊恐忧郁所伤。《内经·阴阳应象大论》说："恐伤肾"。平人遇大惊卒恐，能令人遗失小便；阳盛之时，忽有惊恐则阳道为痿。这都是"恐伤肾"之证明。情志抑郁不疏，伤及少阳初生之气，亦能令人阳痿。胆气疏达，诸郁易除。恐则气下，郁则气滞，故治则应为固肾升阳，疏肝解郁。处方：

升麻3克　柴胡6克　香附10克　白蒺藜12克　韭子10克　紫梢花6克　郁金10克　水煎服

若体质壮实，以肝郁为主者，或用大柴胡汤[16]亦可收效。本法收效，只在二、三剂之间，不宜久服。得效后则宜清心节欲，秘藏肾精。

从上文可见，男性不育症，虽然有很多类型需要辨证施治，但关键是命门火衰，精气虚寒。多数患者并无阳痿、遗精等症状，一般的工作和体力劳动亦可胜任，但精液常规检查，或是精子总数太少，或是畸形精子太多，或是死亡精子太多。这大约就是中医肾气不足，精冷不育的客观指标。肾为水火之脏，主藏精，主生育，只要肾精充沛，肾气旺盛，阴阳平秘，生男育女，那是极易之事。“阳生阴长”，阳化气、阴成形，在正常情况下，阴阳和调，阳主化生，阴主成形。这类不育症的特点是精子死亡、畸形太多，故曰，其病主要在阳虚。验之实际，我们辨证分型，先调整患者阴阳虚实，然后用加味羊肾丸[122]为主壮阳益精，每多获得比较满意效果。方中羊睾丸、仙灵脾、仙茅、巴戟天、菟丝子、沙苑子等壮阳益精。对阳痿滑精，精冷不育，有可靠效果。经现代实验证明，仙灵脾、仙茅、巴戟天、锁阳、菟丝子有促性腺机能作用。仙灵脾、紫河车等，能使动物交尾力亢进，并有促进精液分泌作用。山萸肉、枸杞子滋阴补肾，配合壮阳之药使肾阳有所附丽，可制相火太亢，以免流弊。生薏苡仁一味，在方中似属多余，而其功用甚大。其性淡渗，健脾，利湿，可以防止滋补之品的腻膈之弊；其性微寒，可以避免诸药温燥伤津。据今人研究生薏苡仁有消炎、抗病毒、抗癌等多种效用。是否是它在方中对某些生殖器官的慢性炎症起到治疗效果？当然这尚待深入研究。

总之，男性不育的原因是复杂的，凡不属生殖器官发育异常者，中医治疗的效果还是比较满意的。但必须在辨证施治原则指导下，掌握本病命门火衰，精气虚寒这一特点，正确选方用药就能取得良好的效果。

三、医案举例

赵某某，男，30岁，山西原平人。1978年春节期间初诊。

婚后五年不育，其妻曾多次检查，未发现不孕原因，本

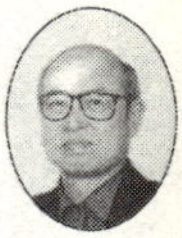

人体质一般，可以参加农业劳动。精液常规：总量 3 毫升，精子数 5000 万，死亡率 75%。遂知自身有病。二年来，经多方治疗，曾用丙酸睾丸酮等男性激素药物不效，中药亦未见效。观其面色㿠白，不耐劳累，腰酸腿困，睡眠多梦，饮食调，二便正常，无阳痿滑精，舌淡苔白，脉沉迟，尺脉尤甚。证属先天不足，命门火衰。拟以温补下元为治。处方：

党参 10 克　黄芪 15 克　山萸肉 10 克　锁阳 10 克　生薏苡仁 10 克　仙茅 10 克　仙灵脾 10 克　巴戟天 10 克　枸杞子 24 克　沙苑子 12 克　紫河车 10 克　水煎服。

6 剂后，自觉精神好转，遂改为加味羊肾丸[122]，自制一料，每服一丸，日服三次。

1979 年春天随访：病已痊愈，其妻于春节前，已生一男婴。

吕某某，男，36 岁，山西河津人。1973 年 2 月 3 日初诊。

结婚九年未生育，其妻身体健康。患者面色黧黑，眼圈发乌，腰困，遗精，无阳痿早泄。精液检查报告：总量 2 毫升，精子总数 7000 万，死亡率3/4。舌红，脉细弱，两尺尤甚。证系肝肾阴虚为主，治宜滋补肾阴。处方：

熟地 30 克　女贞子 15 克　泽泻 10 克　丹皮 10 克　茯苓 10 克　元参 15 克　沙苑子 10 克　水煎服。

服十余剂后，其面色渐转红润，后改服加味羊肾丸[122]一料。服后第二次检查精液，总量 5 毫升，死亡率 70%。1973 年冬天，又配加味羊肾丸[122]一料，服药中间，其妻怀孕。

姚某某，男，27岁，省勘测局工人。1973年秋初诊。

婚后五年未生育，面色萎黄，食少纳呆，胃脘隐痛，泛酸腹胀，患胃溃疡病已多年，无阳痿遗精，腰困，神疲，四肢无力，精液检查：精子总数3000万，死亡率65%，舌淡苔白，脉细弱。证属脾肾阳虚。治拟脾肾双补，壮阳益精。处方：

党参12克　锁阳10克　淮山药30克　焦白术10克　砂仁10克　仙灵脾10克　巴戟天10克　菟丝子10克　水煎服。

六剂后，腹痛减，食欲好转。改服加味羊肾丸[122]加砂仁、紫河车、白术。自制成丸，服药二料后，于1974年5月精液复查：精子总数1.5亿多，形态正常，活动能力正常，同年其妻怀孕，生一男婴。

第六节　前列腺肥大

前列腺肥大是老年人常见病。临床上以排尿困难，尿频数，尿潴留为其主要症状。中医无此病名，但在“癃闭”一证中基本包括了前列腺肥大病。“闭”为新症，小便点滴不出，“癃”指久病，小便淋沥不畅，尿频量少。临床上一般合称“癃闭”。

一、病因病机

前列腺肥大的原因，中医认为年过半百，阴气自半，阴阳失调，气滞血瘀，形成癥块是其病本。尿闭不通，多由饮食劳倦，脾气受伤，运化水湿功能失常；或外感湿热，下注

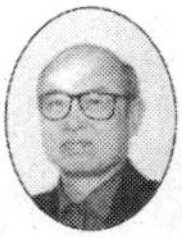

膀胱，湿热阻滞，使三焦水液运行失常，膀胱气化不利是其标。

现代医学对本病的原因尚未彻底明确，认为重要的因素是性激素平衡失调，炎症和盆腔充血也有一定关系。

二、辨证论治

根据临床表现，可分两型施治。

（一）湿热癃闭型

多见于50岁以上病人，排尿困难，淋漓不尽，灼热短赤，小腹胀满难忍，或小便点滴不出，心烦不寐，手足发热，口不渴，或见发热恶寒，恶心，尿急，尿痛，腰脊酸痛，舌苔白腻，舌质红或映紫，脉沉细。证属湿热下注，瘀血互结于下焦。治宜滋肾涤热，活血利尿。方用滋肾丸[126]加味。处方：

盐黄柏15克　盐知母15克　肉桂2克（冲服）　川牛膝10克　桃仁10克　丹参15克　赤芍10克　车前子10克（另包）　生薏苡仁15克　甘草梢6克　水煎服。

若发热恶寒，尿急尿痛者，加连翘、蒲公英；腰痛，夜尿频数者，加川断、桑寄生、益智仁；少腹胀痛明显者，加何首乌、川楝子，减知母、黄柏。

（二）癥块阻塞型

排尿困难，费力，尿细似线，淋漓不畅，夜尿增多，或有小便失禁；或有尿后余沥，舌质紫暗，或有瘀斑，苔多腻，脉沉细涩。证属瘀血癥块，阻塞尿道。治宜活血化瘀，消癥利尿。处方：

酒大黄60克　川牛膝30克　桃仁30克　当归尾30克　炮甲

珠30克　车前子30克　猪苓30克　生薏苡仁60克　肉桂15克

共研细末，炼蜜为丸，每服9克，日服二次，开水送服。

若小便失禁者，上方改汤剂，加黄芪、党参、益智仁；若病久体弱，疲倦眩晕，面色㿠白，食欲不振，腰膝发冷，脉沉迟细者，多为肾阳虚衰，水不化气。治宜温补肾阳。方用济生肾气丸(127)与上方交替服用。（此时多伴有肾盂积水）

三、医案举例

秦某，男，56岁，已婚，山西宁武人。1972年12月10日住院，住院号7862

病史：小便不利4～5个月。由今年8月份发现小腹憋痛，尿急，尿频，曾在×××医院和××医院检查，诊为前列腺肥大，服乙烯雌酚，发现头晕不适，停药。又用青霉素、链霉素，康得灵等药长期治疗，未见明显好转，仍有尿急、尿频、小便不利，遂来住院治疗。入院后查血常规正常，前列腺大如乒乓球，不太硬、中央沟尚清楚。余正常。以活血化瘀，清利小便之法，方用桃红四物汤(6)加茅根、茯苓皮、车前子等治疗二周，未效。

12月24日，患者小便不利，夜间更甚，口苦咽干而不欲饮水，胃脘胀满，腰膝酸软无力，睡眠不佳，头晕，苔白；脉左弦右沉。证属阴虚血热，关门不利。治以滋肾通关，活血化瘀。处方：

赤芍12克　白芍12克　红花10克　川牛膝10克　肉桂6克　盐知母10克　盐黄柏10克　生龙骨18克　生牡蛎18克　水煎服。

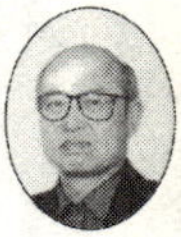

三剂后小便不利减轻，九剂后小便基本正常，白日小便自利，夜尿数次，便后稍觉不适。以六味地黄丸[25]善后。于1977年2月11日痊愈出院。

按：古人曰，口不渴而小便不利者，热在下焦血分也。宜用滋肾丸[126]之类。本案取效的关键，即在使用了滋肾丸之意。活血化瘀，滋肾通关并用，使尿道通畅，气化正常，小便得利。可见标本缓急，处理不当，大法虽正确，取效也不易。

第七节　油风（斑秃）

油风，俗名“咬发癣”、“鬼剃头”，生于头部，呈局限性秃发，严重者可发展成全秃。又因头发突然成斑片脱落，故亦称斑秃。

一、病因病机

油风乃因血虚，不能随气荣养肌肤，风热乘虚上攻，使毛发失养所致；或由久病，产后过食辛热药物导致肝血肾精亏损。盖发为血之余，肾之华在发，故肝肾亏损能使毛发脱落。

现代医学亦称本病为斑秃。其病因至今尚无定论，一般认为可能与神经系统功能失调有关。

二、辨证论治

（一）血虚风燥型

多见于青壮年，起病常在夜间，头发突然脱落一片，多由别人发现。患处多呈圆形或不规则形，数目不等，大小不一，严重者，眉毛、胡须、阴毛等都可脱光。秃发处毛孔明显，头皮轻度瘙痒，与正常皮肤交界处，头发常稀疏或折断。在恢复时，可见灰白色细软的新发生长，约 1～2 月慢慢变粗变黑，终与正常头发无异。本证正如明、清冯楚瞻所分析："发乃血之余，焦枯者，血不足也；忽然脱落，头皮多痒，须眉并落者，乃血热生风，风木动摇之象也。"即血虚风燥之意。治宜养血疏风。方用神应养真丹(123)。

（二）血虚精亏型

因久病、长期服用热药之后，或由精神紧张，失眠多梦，煎熬阴液者，突然发生斑片状脱发，不痛不痒，舌红苔薄，脉细。或是经上药治疗，效果欠佳，或反复发作难以巩固者，均属血虚精亏，无以营养所致。治宜滋补精血为主。方用首乌生发丸(124)。

外治：以上两型均可用梅花针法，即在患部皮肤消毒后，用梅花针轻轻扣打，以微微渗出血点为度，隔日一次，疗效可靠。

其次可用海艾汤(125)熏洗。

第三，可用生姜外搽患处，每日一次，每次搽至局部潮红为度。较轻者有效。

三、医案举例

王某某，女，36 岁，河北唐县人。1978 年 3 月 30 日入院，住院号 8777。

病史：斑状脱发一年。1977 年 3 月份原因不明的小块状圆形脱发，不痛不痒。经×××院皮肤科诊治，服胱胺

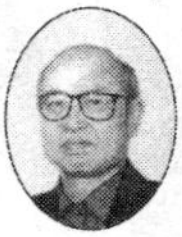

酸、维生素 B_6、维生素 B_{12}、谷维素等治疗，效果不明显。脱发呈进行性发展，一块一块地脱落，然后向四周扩展。之后又经×××院皮肤科治疗，用巴氏合剂、冬眠灵等药物亦未能控制发展。外用药亦已多用，诸如辣椒酊、斑蝥酊、生半夏、生姜酊等均未取效，于是来我院治疗。

查体：发育营养好，内脏未见异常，头发脱落一半有余，头部的脱发病灶，共有五处。患处皮肤光滑，无瘢痕，柔软，无滋生的细毳，诊为斑秃脱发。患者全身伴有手足心发热，嗜睡多梦，情绪急躁，苔白质映紫，脉弦细略数。证属血虚风胜。治以养血祛风，活血生发。处方：

当归15克　川芎6克　生白芍15克　熟地15克　羌活9克　鸡血藤30克　木瓜10克　菟丝子21克　水煎服。

外用梅花针叩击患部，隔日一次。治疗至4月24日，患处开始发现新生的白色毳毛，但脱发继续缓慢扩散。全身症状不明显，唯嗜睡，舌质映紫不变。上方加补肾之品：何首乌30克、黑芝麻30克、桑枝30克、红花10克。水煎服，之后脱发减少，新发渐多、渐粗，渐渐变黑。至6月13日新发已长全，乌黑油亮，以后改用首乌生发丸[124]巩固疗效。

1980年4月随访：患者的头发较以前更觉黑而亮，生长良好。

第八节　结节性红斑

结节性红斑是一种发生于下肢的常见的结节性皮肤病。多见于青年、儿童，尤以青年女性为多，好发于春、秋两

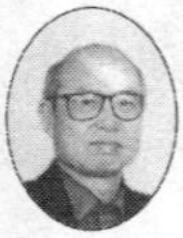

季。中医无此病名，但一般认为可属于湿热下注，气滞血瘀的范畴。有人认为与“瓜藤缠”相似，但实际并非同一种病。

一、病因病机

本病多在其他疾病中同时伴发，或因素体阴虚，患瘰疬、痰核，又受湿热之邪，下注胫足，阻滞经络而成；或因风湿痹证，乳蛾、牙痛等证，邪毒不能及时外透，而湿热下注，延为此证。

现代医学对本病的原因亦未明了。根据临床表现一般认为可能是以免疫反应为基础的一种皮肤血管炎症性疾病。

二、辨证论治

根据其伴发病证和治疗法则，临床上一般可分两型论治。

（一）湿热下注型

病起突然，发热咽痛，全身不适，或有踝、足肿痛，二三天后胫足部出现红色皮下结节，大小如豆，甚者如樱桃，疼痛，压之更甚，但始终不破溃。经数日或数周，结节可自行消退，留有暂时的紫褐斑，但往往反复发作，缠绵难愈。沉痼者，经年不消。苔薄白，舌略红，脉弦略数。证属湿热下注，经络凝滞。治宜清热利湿，化瘀疏风。处方：

忍冬藤30克　石膏15克　防己10克　黄芩10克　川牛膝10克　生薏苡仁24克　威灵仙10克　秦艽10克　赤芍10克　当归10克　水煎服。

若结节日久坚实不消者，加鸡血藤、丹参；若热甚者，

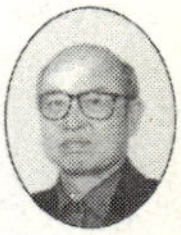

加紫花地丁、蒲公英；湿重者，加茯苓、车前子。

（二）血热瘀滞型

素有瘰疬痰核或其他结核病，全身症状有乏力，午后低热，五心烦热，皮损的局部症状大致同上。但结节较坚实，不易消散，反复缠绵。苔薄白，舌质红，脉细数。证属素体阴虚，湿热凝聚，瘀阻经络。治宜养阴清热，凉血活血，化瘀散结。处方：

当归10克　丹参15克　紫草10克　黄芩10克　黄柏10克　川牛膝10克　生地15克　元参10克　苍术10克　百部10克　生薏苡仁15克　丝瓜络10克　水煎服。

若确诊伴有结核病者，应加用抗痨药物，如雷米丰，每天300毫克，坚持三月左右，有效，并能减少复发。

总之，本病伴发病证虽多，但其主要症状是下肢结节，红肿、疼痛为主；故治疗总则应以清热利湿，活血化瘀，消肿散结为主。

三、医案举例

崔某某，男，15岁，学生。太原人。1979年2月12日初诊。

左下肢膝、踝关节周围，起红斑结节，踝关节肿胀疼痛，足背亦有散在的红斑，疼痛、压痛明显，行走困难，饮食正常，睡眠及二便尚可，舌质红，苔白厚略腻，脉弦滑略数。查得：血沉20毫米/小时，抗链“O”试验1∶400阳性。诊为结节性红斑，证属湿热下注，经络凝滞。治宜清热利湿，疏风活络。处方：

忍冬藤30克　石膏15克　防己10克　黄芩6克　川牛膝10

克　生薏苡仁15克　威灵仙6克　秦艽10克　千年健10克　五加皮10克　车前子10克（另包）　水煎服。

二诊（2月15日）：服上药二剂后，红斑见消，肿痛减轻，但足底部仍痛，跑步困难。效不更方。上方去车前子，加海风藤10克继服。十六剂后，痊愈。

吴某某，女，24岁，工人，山东武城人。1977年5月18日入院，住院号8150。

病史：双腿起红斑，困痛无力一年余。1976年4月患牙周炎，接着双膝关节周围发起红斑，肿痛，血沉30毫米/小对，经西药消炎痛、强的松等治疗，红斑消失，血沉仍快。坚持上班工作，1977年3月底，双小腿满布红斑，肿痛，去北京××医院查得抗链“O”1∶800，诊为结节性红斑，服中药治疗，症状减轻而未愈。

查体：发育营养中等，内脏未见阳性体征，下齿有6个动摇，牙龈暗红，有积脓，轻度萎缩。双小腿有多数色素斑，左脚及腓肠肌处有结节性红斑，肿痛、质略硬。余未见异常。抗链“O”试验1∶800阳性。诊为两下肢结节性红斑。

患者两膝疼痛，两腿红斑肿痛，此起彼消，疲困无力，下午发热，饮食、睡眠、二便尚调，苔薄白，脉滑数。此为风湿热三邪，侵袭肌膝关节之证。治以清热化湿，活血散风，辅以养阴。方用白虎加苍术汤加减十余剂，不仅未见好转，反见红斑继续发生。细思其病，虽然红肿疼痛，属热无疑；但其位居胫足下部，斑消紫暗不散，其属寒属湿的成分亦有。丹溪上中下通用痛风汤[128]可通治有寒、有湿、有热、

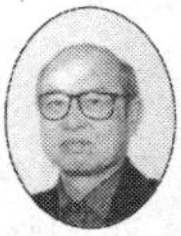

有痰、有血瘀之痛风。与本病之机颇合。故于6月7日改用其方加减。处方：

苍术12克　黄柏10克　川牛膝10克　桂枝6克　防己9克　威灵仙10克　桃仁10克　红花10克　龙胆草10克　羌活10克　白芷10克　川芎10克　神曲10克　水煎服。

6剂后，红斑全消，只留小腿困重，直到7月1日以前未见反复。病情逐渐平稳，于是痊愈出院。

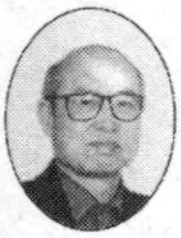

附录　常用方剂

（1）**仙方活命饮**（《医宗金鉴》）

穿山甲　皂角刺　当归尾　甘草　金银花　赤芍　乳香　没药　天花粉　陈皮　防风　贝母　白芷

功用和主治：有清热解毒、散风活血之功。治痈肿疮疡，红肿热痛者。

服法：水煎服。

（2）**五味消毒饮**（《医宗金鉴》）

金银花　野菊花　蒲公英　紫花地丁　紫背天葵

功用和主治：清热解毒，消散疮疡。治疔疮初起，红肿热痛或脓疱疮、痱毒等。

服法：水煎服。

（3）**犀角地黄汤**（《千金方》）

生地黄　赤芍　牡丹皮　犀角（水磨更佳）

功用和主治：清热、凉血、解毒。治热入血分，疮疡热毒内攻。

（4）**白虎汤**（《伤寒论》）

生石膏　知母　甘草　粳米

功用和主治：清热解毒、生津。治阳明热盛，大热，大渴，大汗，脉洪大者及疮疡热甚者。

服法：水煎服。

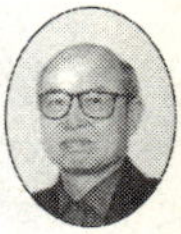

（5）**大黄牡丹皮汤**（《金匮要略》）

大黄　牡丹皮　桃仁　冬瓜仁　芒硝

功用和主治：通腑泄热，逐瘀消痈。适用于单纯性阑尾炎及早期阑尾周围脓肿。

服法：水煎服。

（6）**桃红四物汤**（经验方）

桃仁　红花　生地　赤芍　当归　川芎

功用和主治：活血祛瘀、补血和血。治血虚兼有血瘀之证。

服法：水煎服。

（7）**少腹逐瘀汤**（《医林改错》）

小茴香　干姜　元胡　没药　当归　川芎　肉桂　赤芍　蒲黄　五灵脂

功用和主治：活血祛瘀、温经止痛。治腹部损伤，气滞血瘀，少腹肿痛等。

服法：水煎服。

（8）**复元活血汤**（《医学发明》）

柴胡　天花粉　当归尾　红花　穿山甲　酒大黄　酒桃仁

功用和主治：活血祛瘀，消肿止痛。治跌打损伤，瘀血停积胁下，肿痛不可忍者。

服法：水煎服，或酒水同煎温服。

（9）**逍遥散**（《局方》）

柴胡　当归　白芍　白术　茯苓　甘草　生姜　薄荷

功用和主治：疏肝解郁，调和气血。治肝气郁结，痰气凝结之瘰疬、乳岩早期等。

服法：水煎服。

（10）**舒肝溃坚汤**（《医宗金鉴》）

夏枯草　僵蚕（炒）　香附（酒炒）　石决明（煅）　当归　白芍（醋炒）　陈皮　柴胡　川芎　穿山甲（炒）　红花　片姜黄　生甘草　灯芯

功用和主治：疏肝解郁，行瘀散坚。治石疽、乳岩等证。

（11）**金铃子散**（《圣惠方》）

金铃子（即川楝子）　元胡

功用和主治：理气活血。治气滞腹痛等证。

服法：水煎服。

（12）**粘连松解汤**（经验方）

厚朴　木香　乌药　炒莱菔子　赤芍　桃仁　芒硝　番泻叶

功用和主治：行气活血，通里攻下。治气滞血瘀之肠粘连、肠梗阻等病。

服法：水煎服。

（13）**阳和汤**（《外科全生集》）

熟地黄　白芥子　炮姜炭　麻黄　甘草　肉桂　鹿角胶

功用和主治：温阳散寒，化痰通脉。治脱疽、流痰、附骨疽等阴寒大证。

服法：水煎服。

（14）**独活寄生汤**（《千金方》）

独活　防风　川芎　牛膝　桑寄生　秦艽　杜仲　当归　茯苓　党参　熟地黄　白芍　细辛　肉桂　甘草

功用和主治：温经散寒，祛风化湿，益肝肾，补气血。治风寒湿三气侵袭筋骨而体质较虚者。

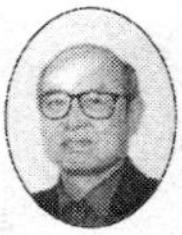

服法：水煎服。

（15）**大承气汤**（《伤寒论》）

大黄　芒硝　枳实　厚朴

功用和主治：通里泻火，行气除满。治阳明腑实，热结旁流或热厥等。

服法：水煎服。

（16）**大柴胡汤**（《金匮要略》）

柴胡　黄芩　芍药　法半夏　枳实　大黄　生姜　大枣

功用和主治：和解少阳，通里泻热。治少阳、阳明合病。在急腹症中可选择用于胆囊炎、胆石症、胰腺炎、溃疡病穿孔期等。

服法：水煎服。

（17）**内疏黄连汤**（《医宗金鉴》）

槟榔　木香　栀子　连翘　薄荷（后下）　黄芩　黄连　甘草　桔梗　大黄（后下）　当归　白芍

功用和主治：泻火解毒，通二便，除里热。治痈疽热毒在里，壮热烦渴，腹胀便秘者。

服法：水煎服。

（18）**凉膈散**（《局方》）

连翘　大黄（酒浸）　芒硝　甘草　栀子　黄芩（酒炒）　薄荷（后下）　加竹叶　蜂蜜

功用和主治：清热解毒，凉膈通腑。治心火上盛，中焦燥实，口疮唇裂，头面疮疖，二便秘结等证。

服法：水煎服。

（19）**润肠汤**（《证治准绳》）

当归梢　甘草　生地黄　火麻仁　桃仁泥

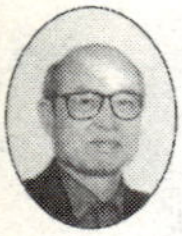

功用和主治：养血滋阴，清热润肠。治疮疡阴虚内热，肠燥便结者。

服法：水煎服。

（20）**透脓散**（《外科正宗》）

生黄芪　穿山甲（炒）　川芎　当归　皂角刺

功用和主治：托毒排脓。治痈疽诸毒，内脓已成，不易外溃，或因气血虚弱不能化毒成脓者。

服法：水煎服。

（21）**托里消毒散**（《医宗金鉴》）

人参　川芎　当归　白芍　白术　银花　茯苓　皂角刺　甘草　桔梗　黄芪

功用和主治：补益气血，托毒消肿。治疮疡体虚邪盛，脓毒不宜外达者。

服法：水煎服。

（22）**四君子汤**（《局方》）

党参　炙甘草　茯苓　白术

功用和主治：补益中气，调养脾胃。治疮疡中气虚弱，脾失运化者。

服法：水煎服。

（25）**四物汤**（《局方》）

当归　川芎　熟地黄　白芍

功用和主治：养血补血。治疮疡后期及损伤血虚之证。

服法：水煎服。

（24）**八珍汤**（《正体类要》）

党参　白术　茯苓　炙甘草　当归　川芎　熟地黄　白芍

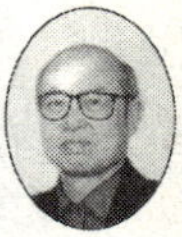

功用和主治：补气补血。治气血双虚，疮疡脓水清稀，久不收敛及荨麻疹等证。

服法：水煎服。

（25）**六味地黄（汤）丸**（《小儿药证直诀》）

熟地黄　淮山药　茯苓　泽泻　山萸肉　牡丹皮

功用和主治：滋水降火。治疮疡肾阴不足者，亦可用于红斑性狼疮等。

服法：水煎服或用成药。

（26）**金匮肾气丸**（《金匮要略》）

六味地黄丸加肉桂　附子

功用和主治：温补脾肾。治命门火衰，脾肾两虚证。

服法：水煎服或用成药。

（27）**如意金黄散**（《医宗金鉴》）

大黄　黄柏　姜黄　白芷　制南星　陈皮　苍术　厚朴　甘草　天花粉

功用和主治：清热解毒，除湿化痰，散瘀消肿。治阳证疮疡，跌打损伤。

制用法：共研细末。或用酒、油、蜜、菊花露、金银花露或葱汁等调敷。或用凡士林八份，金黄散二份调制成膏。

（28）**玉露散（膏）**（经验方）

芙蓉叶适量

功用和主治：清热解毒，凉血退肿。治疮疡阳证。

制用法：研极细末。水、蜂蜜调煮热敷，或麻油、菊花露调，冷敷。亦可用凡士林八份，玉露散二份调成芙蓉膏。

（29）**太乙膏**（《外科正宗》）

元参　白芷　当归身　肉桂　赤芍　大黄　生地黄　土

木鳖　阿魏　轻粉　柳枝　槐枝　血余　东丹　乳香　没药　麻油

功用和主治：消肿清火，解毒生肌。治一切疮疡已溃或未溃者。

制用法：除东丹、轻粉外，将余药入油煎，熬至药枯，滤去渣滓，再加入东丹（一般每500克油，加东丹195克）、轻粉，搅匀成膏。隔水炖烊，摊于纸上敷贴。

（30）**千捶膏**（经验方）简易制法。

蓖麻子油90克　嫩松香粉360克　轻粉30克（水飞）　东丹60克　银珠60克

功用和主治：消肿止痛，提脓祛腐。治一切阳证，如痈、疽、疖、疔等。

制用法：先将蓖麻子油和嫩松香一并入砂锅内，炖烊后，离火，以木棒不断搅匀，约五分钟，稍冷，再缓入银朱、东丹搅匀，最后缓入轻粉，搅匀成膏。用文火保温，摊于纸上，当时一次摊好备用。

（31）**红灵丹**（经验方）

雄黄　乳香　煅硼砂　青礞石　没药　冰片　火硝　朱砂　麝香

功用和主治：活血止痛，消坚化痰。治疮疡阳证未溃。

制用法：共研细末，最后加入冰片及麝香，瓶封备用。掺于膏药或油膏上敷贴患处；或用凡士林调成油膏。

（32）**阳毒内消散**（《药奁启秘》）

麝香　冰片　白及　南星　姜黄　炒穿山甲　樟脑　轻粉　胆矾　铜绿　青黛

功用和主治：活血止痛，消肿，化痰解毒。治阳证

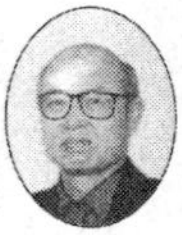

肿疡。

制用法：研极细末。掺膏药或油膏上，敷贴患处。

(33) **溻肿升麻汤**（经验方）

升麻　芒硝　黄芩　漏芦　栀子仁　独活

功用和主治：清热解毒，散风消肿。治阳证痈毒初起，肿焮而痛。

制用法：以药二两，水三大碗，煎十沸，以药棉溻渍肿处。

(34) **浅静脉炎洗剂**（自拟经验方）

苏木　红花　银花　蒲公英　芒硝　当归　葱胡　桑枝　明乳香　明没药

功用和主治：活血化瘀，清热消肿。治浅静脉炎初起，红肿热痛。

制用法：煎汤先熏后洗，每日一次，每次三十分钟。

(35) **回阳玉龙膏**（《外科正宗》）

草乌（炒）　干姜（煨）　赤芍（炒）　白芷　南星（煨）　肉桂

功用和主治：温经通络，散寒化痰。治阴证肿疡。

制用法：共研细末，热酒调敷，亦可掺于膏药内贴之。或用凡士林八份，回阳玉龙膏二份调匀成膏，外敷。

(36) **阳和解凝膏**（《外科正宗》）

鲜牛蒡子根叶梗　鲜白凤仙花梗　川芎　川附子　桂枝　大黄　当归　肉桂　草乌　地龙　僵蚕　赤芍　白芷　白蔹　白及　乳香　没药　续断　防风　荆芥　五灵脂　木香　香橼　陈皮　苏合油　麝香　菜油

功用和主治：温经和阳，驱风散寒，调气活血，化痰通

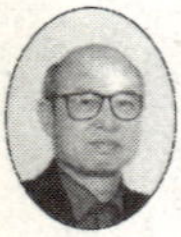

络。治疮疡阴证。

制用法：先将鲜牛蒡、白风仙入锅中，加入菜油，熬枯去渣，次日除乳香、没药、麝香、苏合油外，余药俱入锅煎枯，去渣滤净，每油一斤加黄丹（烘透）七两，熬至滴水成珠，不黏指为度，离火后，再将乳、没、麝、苏合油入膏搅和，半月后可用。用时，摊贴患处。

（37）**阴毒内消散**（《药奁启秘》）

麝香　轻粉　丁香　牙皂　樟冰　腰黄　良姜　肉桂　川乌　炒甲片　胡椒　制乳没　阿魏（瓦上炒去油）

功用和主治：温经散寒，消坚化痰。治阴证肿疡。

制用法：共研极细末，掺膏药内贴之。

（38）**桂麝散**（《药奁启秘》）

麻黄　细辛　肉桂　牙皂　生半夏　丁香　生南星　麝香　冰片

功用和主治：温化痰湿，消肿止痛。治一切阴疽、流痰未溃者。

制用法：共研极细末，掺膏药内贴之。

（39）**升麻溻肿汤**（《中医外科概要》）

升麻　黄芪　防风　川芎　生地　细辛各等分

功用和主治：温经疏风，通络消肿。治疮疽始发，肿而散漫色白，属阴证之侯。

制用法：以药60克，水三大碗，煎十沸，候温淋溻患处及其周围。

（40）**椒艾洗药**（自拟经验方）

川椒　艾叶　桂枝　防风　透骨草　槐枝　蒜辫　当归　苏木　红花　桑枝　生川乌

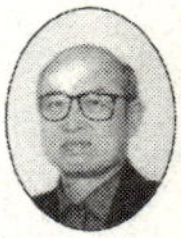

功用和主治：温经散寒，活血祛风。治脱疽初起属寒凝脉痹者。

制用法：上药煎汤熏洗患处，每剂药可连用三日。

（41）**冲和膏**（《外科正宗》）

紫荆皮（炒）　独活　赤芍　白芷　石菖蒲

功用和主治：疏风消肿，活血定痛。治疮疡半阴半阳证。

制用法：研极细末。用葱汁，陈酒调敷。亦可用凡士林八份，药面二份，调匀成膏。

（42）**深静脉炎洗剂**（自拟经验方）

桑枝　芒硝　苦参　红花　苏木　当归　透骨草

功用及主治：活血通络，消肿止痛。治深静脉炎，肿胀甚者。若红肿者加蒲公英、地丁；若紫暗发凉者，去苦参加桂枝、艾叶。

制用法：煎汤先熏后洗，每日一次，一次三十分钟。

（43）**代刀散**（《中医外科概论》）

白丁香3克　蓖麻仁3克　生白砒1克

功用和主治：腐蚀透脓。治痈疽化脓以后，体质衰弱者，用以代刀破头。

制用法：研成细末，制成如米粒大的丸药，量脓腔大小，用一粒或半粒，以膏药封之。用本药一至三天，能自行破溃。一般病员可不用本剂。

（44）**咬头膏**（经验方）

铜绿　松香　乳香　没药　生木鳖　杏仁　蓖麻子（去尖）　巴豆　白砒

功用和主治：腐蚀透脓。治疮疡已成脓，不能自破者。

制用法：共捣成膏，为丸如绿豆大。每用一粒，放于膏药上，贴于疮疡中心。

(45) **枯痔钉**（经验方）

方一：红砒　明矾

方二：明矾　红砒　朱砂　雄黄　没药　米饭

功用：腐蚀痔核。

制用法：方一：取红砒一份，明矾二份（捣碎），混合均匀后，置瓦壶内，四面用炭火烘，火力须猛，约烧2～3小时（黑烟消逝，白烟出现即可），将瓦壶取出，待冷却后，即可得雪白的明矾与砒的化合物。

方二：①明矾与砒的化合物四份，朱砂一份，雄黄二份，没药半份。②米饭（干米计算）八份（先煮成糊状）。

把①项的四种成分，先混合，捣碎，研成均匀粉末，并取出一成，与②项的米糊二成混合调匀，如太干可和开水，至可能搓成铁钉状的药锭，经过阴干或烘干，即可使用。

用法：插于痔核部。

(46) **白降丹**（《医宗金鉴》）

朱砂　雄黄　水银　硼砂　火硝　食盐　白矾　皂矾

功用和主治：腐蚀、平胬。治溃疡脓腐难去，或已成瘘管，肿疡成脓不能自溃，疣、痣，瘰疬等证，外敷消散药物，效果不显著。

制法：先将雄黄、皂矾、火硝、明矾、食盐、朱砂研匀，入瓦罐中，微火使其烊化，再和水银调匀，待其干涸。然后用瓦盆一只，盆下有水，即以盛干涸药料的瓦罐复置盆中，四周以赤石脂和盐卤层层封固，再以炭火置于倒覆的瓦罐上，如有空隙漏气处，急用赤石脂盐卤加封，约过三小时

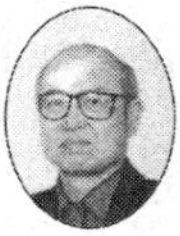

即成。火冷定开看，盆中即有白色晶片的药粉。

用法：疮大者用0.03～0.18克，小者0.03～0.06克，以清水调涂疮头上；亦可和米糊为条，插入疮口中。外盖膏药。

(47) **升丹**（《医宗金鉴》）

水银　火硝　白矾　雄黄　朱砂　皂矾

功用：提脓去腐。

制法：先将白矾、皂矾及火硝研碎，入大铜勺内，加火酒一小杯炖化，一干即起研细。另外将水银、朱砂及雄黄共研细末，以不见水银星为度，再入硝矾一起研匀。取阳城罐用纸筋泥搪一指厚，阴干，不使生裂纹，搪泥罐子亦可用，如有裂纹，以罐子泥补之，无裂纹方可入前药。罐口以铁油盏盖定，加铁梁盏，上下用铁丝扎紧，用棉纸蘸蜜，塞罐口缝间，外用煅石膏细末调醋封固，加炭火使盏热固定，置罐于铁架上，用木炭火锻炼约3小时。第一小时，宜用底火（就是火焰限于罐底），如火大则汞先飞上。第二小时，宜用大半罐火，以毛笔蘸冷水时时刷擦铁盏。第三小时，使火焰平罐口，用毛笔蘸冷水刷擦，勿使盏干。在升炼时可预以盐卤汁调罐子稀泥，用毛笔蘸泥水，糊刷罐口周围，勿使泄气。如罐上有绿烟喷出，是汞外走现象。三小时尽，去火冷定，开看盏上有红色或黄色升丹约六钱重，刮下，研极细，磁罐盛用。

用法：掺疮口中，亦可用药线蘸药插入。一般稀释后应用。

附：小升丹　（三仙丹）

水银　白矾　火硝

功用：同升丹，力较逊。

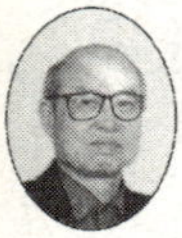

(48) **九一丹**(《医宗金鉴》)

熟石膏 27 克　升丹 3 克

功用和主治：提脓去腐。治一切溃疡流脓未尽者。

制用法：共研极细末。掺于疮口中，或用药线蘸药插入，外盖膏药或药膏，每日换药一二次。

(49) **七三丹**(经验方)

熟石膏 21 克　升丹 9 克

功用和主治：提脓祛腐。治流痰、附骨疽、瘰疬、有头疽等证，溃后腐肉难脱，脓水不尽者。

制用法：共研细末。掺于疮口上，或用药线蘸药插入疮中，外用膏药或油膏盖贴。

(50) **五五丹**(经验方)

熟石膏　升丹各半。

功用和主治：提脓祛腐。治流痰、附骨疽、瘰疬等证，溃后腐肉难脱，脓水不尽者。

制用法：共研细末。掺于疮口中，或用药线蘸药插入，外盖膏药或油膏，每日换药一二次。

(51) **九黄丹**(经验方)

制乳没　川贝母　石膏　红升丹　腰黄　辰砂　炒月石　三梅

功用和主治：提脓拔毒，祛瘀祛腐，止痛平胬。治一切痈疽已溃，脓流不畅，肿胀疼痛者。

制用法：上药各研极细末，和匀。将药粉掺于患处，用膏药或油膏纱布盖之。

(52) **黑虎丹**(经验方)

灵磁石(醋煅)　母丁香(炒黑)　全蝎(炒过)　炒

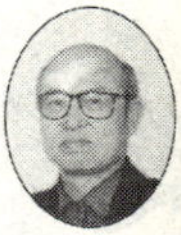

僵蚕　炙穿山甲片　炙蜈蚣　蜘蛛（炒炭）　麝香　西牛黄　冰片

功用和主治：消肿提脓。治痈、疽、瘰疬，流痰等证，溃后脓腐不净，亦可用于对升丹有过敏者。

制用法：研细末。掺少许在疮头上，外盖太乙膏，隔日换药一次。

（53）**三品一条枪**（《外科正宗》）

白砒　明矾　明雄黄　乳香

功用和主治：腐蚀。治瘰疬、痔疮、肛漏等。

制用法：将砒、矾二物研成细末，入小罐内，煅至青烟尽白烟起，片时，约上下通红，住火，放置一宿，取出研末，约可得净末一两。再加雄黄、乳香二药，共研细末。厚糊调稠，搓条如线，阴干备用。将药条插入患处。

（54）**桃花散**（《医宗金鉴》）

白石灰　大黄片

功用和主治：止血。治疮口出血。

制用法：白石灰用水泼成末，与大黄片同炒，以灰变成红色为度，将石灰筛细备用。用时掺于患处，纱布紧扎。

（55）**如圣金刀散**（《外科正宗》）

松香　生白矾　枯矾

功用和主治：收敛、止血。治金疮出血不止。

制用法：研极细末。掺于患处，纱布紧扎。

（56）**云南白药**（经验秘方）

功用和主治：止血消肿。治刀枪跌打，出血肿痛及疮疡肿痛出血。

用法：出血者开水调服，并外敷伤口；肿痛者酒调服；

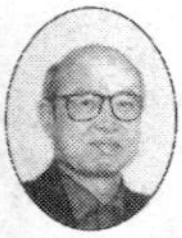

疮毒已成脓者，只需内服。

(57) **生肌散**（经验方）

制炉甘石　滴乳石　滑石　血珀　朱砂　三梅

功用和主治：生肌收口。治痈疽溃后，脓水将尽者。

制用法：研极细末。掺疮口中，外盖膏药或药膏。

(58) **生肌玉红膏**（《外科正宗》）

当归　白芷　白蜡　轻粉　甘草　紫草　血竭　麻油

功用和主治：活血祛腐，解毒镇痛，润肤生肌。治痈、疽、发背、烫伤溃烂。

制用法：先将当归、白芷、紫草、甘草四味，入油内浸三日，大勺内慢火熬微枯，细绢滤清，复入勺内煎滚，入血竭化净，入白蜡，微火化开。用茶盅四个，预放水中，将膏分作四处，倾入盅内，候片时，下研细的轻粉，每盅投3克，搅匀。将膏匀涂纱布上，敷贴患处。

(59) **生肌象皮膏**（《疡科纲要》）

当归　血余　象皮　生地　龟板　生石膏　炉甘石　黄蜡　白蜡　香油

功用和主治：生肌，长皮，敛口。治顽疮久不收口，或足胫湿臁，年久不愈者。

制用法：先煎生地、龟板、象皮，后入血余、当归，熬枯去渣。入黄腊、白占各六两，川连汁制煅上炉甘石细末半斤，生石膏细末五两，文火上调匀。勿煎沸，磁器密收，摊于消毒敷料，盖贴患处，二日一换。脓水少者，三四日一换。

(60) **五神汤**（《外科真诠》）

茯苓　金银花　牛膝　车前子　紫花地丁

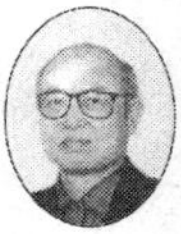

功用和主治：清热利湿。治由湿热凝结而成之委中毒、附骨疽等下肢疮疡。

服法：水煎服。

(61) **四妙汤**（《医宗说约》）

生黄芪　大当归　金银花　甘草

功用和主治：益气补血，清热解毒。治痈疽兼虚者。

服法：水煎服。

按：本方为外科常用良方。高秉钧说它“能移深居浅，转重作轻”。临床时，可根据不同的病情，加减使用。

(62) **疏风清解汤**（自拟经验方）

金银花　连翘　黄连　防风　当归　赤芍　甘草

功用和主治：疏风活血，清热解毒。主治上焦风热所致之疮疡，缠绵难消者尤宜。

服法：水煎服。

按：本方来源于一位民间善治疮疡的老医生。他善用风药，取效迅捷。笔者以金银花、连翘易羌活、独活，后来又加当归、芍药，组成本方。用于临床也屡用屡效。

(63) **防风通圣丸**（《宣明论方》）

防风　荆芥　连翘　麻黄　薄荷　川芎　当归　白芍（炒）　白术　山栀　大黄（酒蒸）　芒硝　石膏　黄芩　桔梗　甘草　滑石

功用和主治：解表通里，散风清热，化湿解毒。治内郁湿热，外感风邪，表里同病，属正气实者。

制服法：原为散剂。现多为水丸，每服6克，开水送下。

(64) **三黄膏**（经验方）

黄连　黄芩　大黄各等分

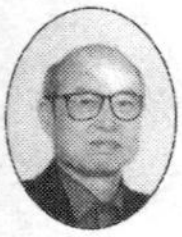

功用和主治：清热解毒。治一切疖肿。

制用法：将上药共研细末，凡士林适量调成软膏，外敷疮周，每日换药一次。

(65) **蟾酥丸**（《外科正宗》）

蟾酥（酒化） 轻粉 麝香 枯矾 寒水石（煅） 制乳香 制没药 铜绿 胆矾 雄黄 蜗牛 朱砂

功用和主治：内服驱毒发汗，外敷化腐消坚。治疗疔疮、发背、脑疽及一切恶疮初起。

制用法：上药各为细末，先将蜗牛研烂，加蟾酥，方入其他药末捣匀，丸如绿豆大。亦可作饼、条外用。每服三丸，用葱白嚼烂，包药于内，取热酒一杯送下，被盖卧，出汗为效。重证可再进一服。孕妇忌服。外用：条，可插入疮口中；饼，可盖贴疮口上。

(66) **梅花点舌丹**（《中华人民共和国药典》1977年版）

牛黄 珍珠 麝香 蟾酥（制） 熊胆 雄黄 朱砂 硼砂 葶苈子 乳香（制） 没药（制） 血竭 沉香 冰片

功用和主治：清热解毒，消肿止痛。治疗疮痈肿初起，咽喉、龈、舌肿痛。

制用法：制法详见《中华人民共和国药典》（1977年版）口服，一次3粒，一日一至二次；外用时用醋化开，敷于患处。

(67) **紫雪丹**（《局方》）

黄金 寒水石 石膏 滑石 磁石 升麻 玄参 甘草 犀角 羚羊角 沉香 丁香 朴硝 硝石 辰砂 木香 麝香

功用和主治：清热解毒，镇痉开窍。主治热邪内陷，壮

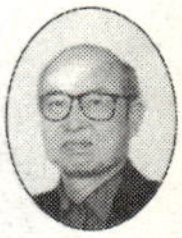

热烦躁，发斑，发黄，疫毒，瘴毒，及小儿惊痫，外疡内陷，疔毒走黄，神昏谵语等证。

服法：成药，每服1至1.5克，一日三次。病重者可每服增至3克。

(68) **珠峰除疔散**（经验方）

墙钉（壁螺丝）　川贝母　银朱　梅片

功用和主治：提脓拔毒。治一切疔疮，毒散不聚，或初溃无脓者。

制用法：先将墙钉晒干研细，再和诸药共为细末。外敷患处。

(69) **蟾酥合剂**（经验方）

酒化蟾酥　腰黄　铜绿　炒绿矾　轻粉　乳香　没药　枯矾　干蜗牛　麝香　血竭　朱砂　煅炉甘石　煅寒水石　硼砂　灯草灰

功用和主治：驱毒，消肿，化腐。治疔疮等证。

制用法：上药各研细末，和匀。蟾酥另以烧酒化开为糊，徐徐和入药末，混合研匀，晒干，研成极细末，收贮待用。在红肿初期时用上药（亦可用煅石膏为赋形剂，成为30％～50％蟾酥合剂）以烧酒调涂患处，外敷贴太乙膏。至红肿消失，腐肉与健康组织有明显分界时，改用10％蟾酥合剂（即上药一份，煅石膏九份）。至腐肉脱落阶段，再改用5％蟾酥合剂（即上药一份，煅石膏九份，炉甘石五份，海螵蛸五份）。

(70) **牛蒡解肌汤**（《疡科心得集》）

牛蒡子　薄荷　荆芥　连翘　山栀　丹皮　石斛　元参　夏枯草

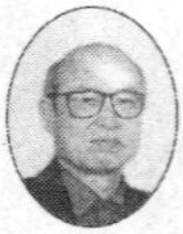

功用和主治：疏风清热。治因风热所致的颈项肿疡，如颈痈，时毒等。

服法：水煎服。

（71）**柴胡清肝汤**（《医宗金鉴》）

当归　川芎　白芍　生地　柴胡　黄芩　山栀　花粉　防风　连翘　牛蒡子　甘草

功用和主治：清肝和血，疏风消肿。治因肝旺火郁所致之瘰疬、腋痈等证。

服法：水煎服。

（72）**人参养营汤**（《医宗金鉴》）

白芍　党参　陈皮　黄芪　桂心　当归　白术　甘草　熟地　五味子　茯苓　远志

功用和主治：补气益血。治溃疡发热怕冷，四肢无力，面黄肌瘦，疮口不敛。

服法：水煎服。

（73）**滋膵饮**（《医学衷中参西录》）

生箭芪　大生地　生怀山药　净萸肉　生猪胰子

功用和主治：益气养阴。治消渴并发疮疡，久不愈合者。

服法：将前四味煎汤，将猪胰子切碎，用药汤送服。

（74）**安宫牛黄丸**（《温病条辨》）

牛黄　郁金　犀角　黄芩　黄连　栀子　雄黄　朱砂　梅片　麝香　珠粉

功用和主治：清热解毒，开窍安神。治疔疮走黄及疮疡神昏谵语，狂躁痉厥之由于热盛者。

制用法：研极细末，炼蜜和丸，每丸 3 克，金箔为衣，以蜡护之。每服一丸。脉虚者，人参汤送下；脉实者，银花

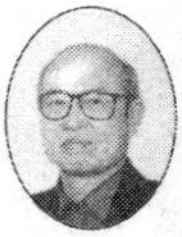

薄荷汤送下。病重体实者，可一日三服。

（75）**二宝丹**（经验方）

煅石膏八份　升丹二份

功用和主治：排脓提毒。治一切溃疡，脓流不畅，腐肉不化。

制用法：将二药共为极细末。将药粉掺入疮口中，或黏附于药线上，插入疮口中。

（76）**甲字提毒粉**（经验方）

血竭　红粉　轻粉　冰片　麝香　朱砂　琥珀

功用和主治：拔毒，祛腐，生肌。治一切痈疽溃后，脓液不畅者。

制用法：将上药共为极细末，备用。将药粉掺于疮口，外用膏药盖贴。

（77）**神功内托散**（《外科正宗》）

当归　白术　黄芪　人参　白芍　茯苓　陈皮　附子　炒山甲　木香　甘草　川芎　煨姜　大枣

功用和主治：温补托毒。治疮疡气血两亏，阳气虚衰，不能化脓外出者。

服法：水煎服。

（78）**十全大补汤**（《医学发明》）

党参　白术　茯苓　炙甘草　当归　川芎　熟地黄　白芍　黄芪　肉桂

功用和主治：补气补血。治疮疡气血虚弱，溃疡脓液清稀，自汗盗汗，萎黄消瘦，饮食不思，倦怠气短或损伤后期等证。

服法：水煎服。

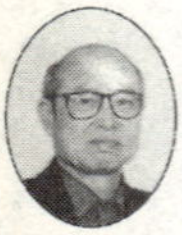

（79）**芍药瓜蒌甘草汤**（自拟经验方）

赤芍　甘草　瓜蒌　蒲公英　王不留行　路路通　乳香　没药

功用和主治：清热解毒，通络散瘀。治乳痈初期。

服法：水煎服。

按：本方乃赤芍甘草汤合汪机“神效瓜蒌散”加减而得。是笔者在临床上治乳腺炎早期之方。其中芍药配甘草对乳腺炎有特别好的消炎作用。这本是一个民间单方，单用即有良效。其中乳香、没药，不是疼痛剧烈者，可以不用。蒲公英对乳腺疾患亦有良好的消炎作用。

（80）**补中益气汤（丸）**（《脾胃论》）

黄芪　党参　炒白术　当归身　炙甘草　陈皮　升麻　柴胡

功用和主治：调补脾胃，益气升阳。治疮疡因脾胃虚弱而不愈者，以及中气下陷脱肛等证。

服法：水煎服。亦可用成药，每服一丸，早晚各一次，开水送下。

（81）**腐尽生肌散**（经验方）

制乳香　制没药　儿茶　象皮　煅珍珠母

功用和主治：生肌长皮敛口。主治溃孔流滋，历久不愈。但余毒未尽者，不宜过早使用。

制用法：共研细末，撒布溃口或瘘管。

（82）**回阳熏药卷**（经验方）

肉桂　炮姜　人参芦　川芎　当归　白芥子　祁艾　白蔹　黄芪

功用和主治：回阳生肌，助气养血。治阴疮寒证，瘘

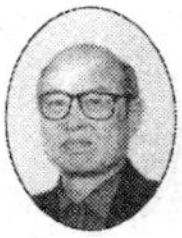

管，慢性溃疡，腋瘘鼠疮等。

制用法：以上九味药混合共研成粗末，用草纸卷成药卷。用药卷点燃后烟熏疮口。

（83）**逍遥蒌贝散**（自拟经验方）

当归　白芍　柴胡　茯苓　白术　瓜蒌　贝母　半夏　南星　生牡蛎　山慈菇

功用和主治：疏肝理气，化痰散结。治乳癖、乳岩初期，瘰疬等证。

服法：水煎服。

按：本方初得之民间，原是治疗瘰疬的秘方，笔者见后，原来系逍遥散合瓜蒌贝母散原方。后经临床使用，原方去生姜、薄荷、连翘等，加生牡蛎、半夏、山慈菇加强软坚散结之功，其效更著，临床使用范围甚广。后来学习《疡科心得集》知高锦庭用此方治乳癖早有定见。

（84）**血腑逐瘀汤**（《医林改错》）

当归　生地　赤芍　川芎　桃仁　红花　柴胡　枳壳　桔梗　牛膝　甘草

功用和主治：活血祛瘀，养血理气。治血瘀证。

服法：水煎服。

按：本方去牛膝，加白芥子治疗乳腺纤维瘤，药证相合，有良好效果，可使部分病例肿物消散。白芥子能搜剔皮里膜外之痰。临床上对纤维瘤，皮下囊肿，脂肪瘤等均有一定效力。

（85）**归脾汤**（《济生方》）

人参　土炒白术　炒黄芪　当归身　炙甘草　茯神　远志（去心）　枣仁（炒研）　青木香　龙眼肉　生姜　大枣

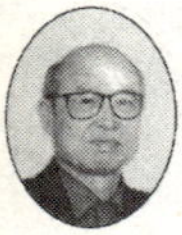

功用和主治：健脾养心，益气补血。治乳岩、乳痨等疮疡，久溃不敛，气血两亏，心脾衰弱，心悸失眠者。

服法：水煎服。

（86）**小金丹**（《外科全生集》）

白胶香　草乌头　五灵脂　地龙　木鳖　乳香（去油）　没药（去油）　当归身　麝香　墨炭

功用和主治：软坚活血，消肿止痛。治流痰、瘰疬、乳岩等证。

制用法：将上药各研细末，用糯米粉和糊打千捶，待融和后，为丸，如芡实大。每服一丸，每日二次，黄酒送下。孕妇忌服。

（87）**散结灵**（经验方）

木鳖子　草乌　没药　菖蒲

功用和主治：软坚散结，活血止痛。治气血凝结，阴疽结核，瘰疬疮疖等坚硬疼痛者。

制服法：每次四片，日服二次。孕妇忌服。

（88）**龙胆泻肝汤**（《医宗金鉴》）

龙胆草（酒炒）　黄芩（烛）　栀子（酒炒）　泽泻　木通　车前子　当归（酒炒）　柴胡　生地黄（酒炒）　甘草（生）

功用和主治：清肝火，利湿热。治肝胆经湿热，胁痛口苦，小便赤涩，白浊溲血，如乳发、乳头风、缠腰火丹、囊痈等证。

服法：水煎服。

（89）**开郁散**（《洞天奥旨》）

柴胡　当归　白芍　白术　茯苓　炙草　香附　郁金

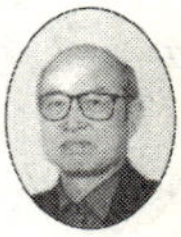

白芥子　全蝎　天葵子

功用和主治：疏肝解郁，理气化痰。治瘰疬、乳疽、乳中结核以及乳岩初起等。

服法：水煎服。

（90）**醒消丸**（《局方》）

乳香（去油）　没药（去油）　麝香　雄黄精

功用和主治：和营通络，消肿止痛。治痈、疽、瘰疬、岩证等。

制服法：先将乳香、没药、雄黄精研末，再合麝香共研，煮烂黄米饭 30 克，入药末捣为丸，晒干（忌烘）。每日 3～6 克，黄酒送下。孕妇忌服。

（91）**犀黄丸**（《外科全生集》）

牛黄　麝香　乳香（去油）　没药（去油）　黄米饭

功用和主治：活血行瘀，解毒消痈。治乳腺癌、瘰疬、痰核，流注及肺痈、小肠痈等。

制服法：将乳香和没药研极细末，用陈米饭捣烂为丸，晒干（忌火烘），每服 9 克，黄酒送下。

（92）**二陈汤**（《局方》）

法半夏　茯苓　陈皮　炙甘草

功用和主治：燥湿化痰。治疮疡痰浊凝结。

服法：水煎服。

（93）**散肿溃坚汤**（李东垣）

知母　川黄连　花粉　黄芩　龙胆草　升麻　柴胡　葛根　连翘　甘草　桔梗　当归　三棱　莪术　昆布

功用和主治：泻肝清火，活血软坚。治肝旺火炽所致瘰疬实证，乳岩等证。

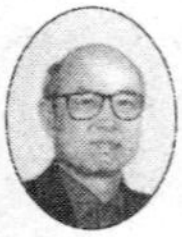

服法：水煎服。

（94）**香贝养荣汤**（《医宗金鉴》）

香附　贝母　白术　党参　茯苓　陈皮　川芎　熟地黄　当归　桔梗　甘草　生姜　大枣

功用和主治：补气益血，理气化痰。治瘰疬、乳岩等日久体虚，气滞痰凝之证。

服法：水煎服。

（95）**四海舒郁丸**（《疡医大全》）

青木香　陈皮　海蛤粉　海带　海藻　昆布　海螵蛸（俱浸淡）

功用和主治：理气解郁，软坚消肿。治气瘿。

制服法：将上药共研细末，为丸如梧桐子大。每服 9 克，日服一、二次，水酒送下均可。

（96）**桂枝茯苓丸**（《金匮要略》）

桂枝　茯苓　丹皮　桃仁（去皮尖）　赤芍

功用及主治：活血化瘀，缓消结块。治腹内癥块，及瘀血而致的瘕积痞块、瘿瘤等证。

制服法：将上药共为细末，炼蜜为丸。每次服 9 克，日服二次，温开水送下。

（97）**海藻玉壶汤**（《医宗金鉴》）

海藻（洗）　陈皮　贝母　连翘（去心）　昆布　制半夏　青皮　独活　川芎　当归　甘草　海带（洗）

功用和主治：化痰软坚，开郁散结。治瘿肿（弥漫性、单纯性甲状腺肿、甲状腺腺瘤等不适宜手术治疗者）。

服法：水煎服。

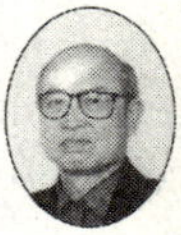

(98) **消瘤丸**（经验方）

夏枯草　紫草　龙胆草　甘草　元参　生苡仁　桃仁　瓜蒌仁　山萸肉　山豆根各30克　蜀羊泉　山慈菇各10克

功用及主治：活血解毒，化痰软坚。治乳岩，不论病之早期、晚期均可服用。

制服法：上药煎汁炼膏，做成黑豆大丸药，用朱砂、雄黄少许为衣。每服5～8丸，日服四次，3～4周为一疗程。

(99) **消岩膏**（经验方）

山慈菇　土贝母　五倍子（瓦上炙透）　川独活　生香附各30克　生南星　生半夏各15克　醋膏适量。

功用及主治：化痰、散结、软坚、抗癌。可用于乳岩、石疽、瘰疬等阴证。

制服法：上药共研细末，用醋膏调和如厚糊状，摊贴患处，应敷贴稳固，一日一易，至全消为止，忌时时揭开。

附：制醋膏法：用上好米醋，陈久者更好，不拘多少，文火熬老至四分之一为度，冬季可凝结不散，夏天可略加白蜡少许，膏成，趁热倾入冷水中，以去火毒为要。

按：此方系李济舫医生介绍的经验方。确有实效。且方中之药，据今人药理实验，多有一定抗癌之力，若能如法炮制，自然可靠。

(100) **海浮散**（《外科十法》）

制乳香　制没药各等量

功用和主治：生肌，止痛。治痈疽溃后，脓毒将尽。

制用法：将上药共研极细末。将药粉掺于患处，并盖膏药或油膏。

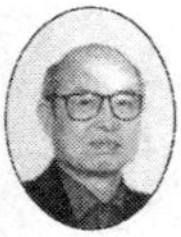

(101) **调元肾气丸**(《医宗金鉴》)

生地黄(酒煎捣膏) 山萸肉 淮山药(炒) 牡丹皮 白茯苓 泽泻 麦冬(去心捣膏) 人参 当归身 煅龙骨 地骨皮 知母 黄柏(盐水炒) 砂仁(炒) 木香

功用和主治:补益肾气。治骨肿瘤后期肾气虚损者。

制服法:共研细末。另用鹿角胶120克,老酒化调,加蜂蜜120克,共煎至滴水成珠,和药末为丸,每日服6～9克,空腹温酒送下。

(102) **甘遂通结汤**(经验方)

甘遂末(冲) 桃仁 赤芍 生牛膝 川朴 大黄(后下) 木香

功用和主治:行气祛瘀,逐水通下。治肠腔积液较多的肠梗阻。

制服法;上方加水500毫升,煎成200毫升,每日1～2剂,每剂分二次服,或由胃管注入,用药前先将胃抽空。

(103) **消结膏**(经验方)

生半夏 生南星 生川乌 猪牙皂 土贝母 广姜黄 黄芩 大黄 黄柏 败酱草 芙蓉叶 穿山甲 白芷

功用和主治:清热解毒,化瘀散结。治阑尾周围形成的脓肿。

制用法:将上药共为细末,加凡士林或蜂蜜70%调成膏状。将消结膏按肿块大小摊于油纸或塑料布上,敷于患处,每日调换一次。

(104) **胆道"总攻"疗法**(《新急腹症学》)

总攻的意义及时机:中西医结合的总攻排石疗法是将中西医各种有效方法,根据各药作用最强的时间,进行有机组

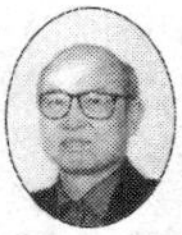

合，使其于同一时间集中发挥最大作用，促使结石排出，称为总攻。不管在胆石静止期或发作期，均可进行，但以发作期最好，能起到因势利导之功，静止期也可使结石由静变动，达到排石的目的。

方法：可按以下总攻方案进行。

总攻方案

时 间	措 施
8：30	中药 200 毫升（一剂）口服
9：30	吗啡 5 毫克皮下注射
10：10	阿托品 1 支皮下注射，或用亚硝酸异戊脂 1 支，吸入
10：15	33%硫酸镁 40 毫升，口服
10：20	0.5%稀盐酸 30 毫升，口服
10：25	脂餐（油煎鸡蛋二、三个），口服
10：30	电针右胆俞（－），日月或梁门，太冲（＋）可调波，半小时

注意：一般在施行总攻的同时，务须做好手术准备，严密观察，慎重处理。若服药后，腹痛加重，继而突然缓解，多为排石现象；若腹痛持续不解，可能是病情恶化，若脉搏细数，血压下降，黄疸加深，应立即手术治疗。

排石时间为总攻后 1～2 日。总攻次数和间隔时间应根据病人体质及攻后的反应决定，一般每周 1～2 次。总攻 4～6 次为一疗程。

(105) **利胆片**（经验方）

茵陈　龙胆草　郁金　木香　枳壳　猪、牛、羊胆液

功用和主治：清热利湿，疏肝理气。治胆绞痛缓解之后的胆道系统感染和胆石病。

制服法：将上药共研细末，加入猪胆液和牛羊胆液 500 克（先将胆液熬浓到 250 克），拌入药面中，加适量蜂蜜成

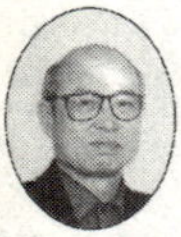

丸，每丸9克，早晚各服一丸。或用太谷制药厂所出成药。

(106) **消石散**（经验方）

郁金粉　白矾粉　火硝粉　滑石粉　甘草梢

功用和主治：理气消石。适用于气郁型胆囊结石病人。

制服法：上药共研极细末，每服1.5克，日服三次，开水送下。

(107) **乌梅丸**（《伤寒论》）

乌梅　党参　桂枝　细辛　黄连　当归　川椒　黄柏　附子　干姜

功用和主治：温脏，安蛔，驱虫。治胆道蛔虫及肠寄生虫所致腹痛，吐蛔，寒热错杂者。

服法：水煎服。

(108) **驱虫汤2号**（经验方）

生牡蛎　枯矾　茵陈　栀子　木香　枳壳　郁金　大黄

功用和主治：理气止痛，驱蛔利胆。主治隐性胆道蛔虫病。

服法：水煎服。

(109) **香砂养胃丸**（经验方）

白术　陈皮　茯苓　法半夏　香附　砂仁　枳实　豆蔻仁　藿香　厚朴　甘草

功用和主治：温胃理气。治胃寒气滞，不思饮食，呕吐酸水，胃脘满闷，四肢倦怠。

制服法：上药共为细末，姜、枣煎液为丸，每服9克，日服二次，温开水送下。

(110) **泌尿道“总攻”排石法**（遵义医学院经验方）

泌尿道结石的“总攻”排石法，就是在一定时间内集中

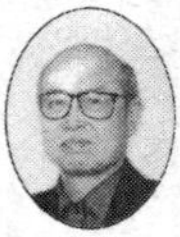

采用若干中西医治疗措施，使其先后或同时按预定要求发生作用，以增加尿流，促进输尿管蠕动，达到排除结石的目的。

“总攻”排石疗法的方案表

时间上午	处理	
8：30	饮水	500 毫升
	双氢克尿噻（口服）	75 毫克
8：45	中药一剂	200 毫升
9：00	饮水	500 毫升
9：30	饮水	500 毫升
	阿托品（肌注）	1 毫克
	速尿（肌注）	1 毫克
9：35	电针：肾俞（一）膀胱俞（十）适用于输尿管上、中段结石。	
	肾俞（一）水道（十）适用于输尿管下段结石。	
	留针 25 分钟，可调波，初弱刺激，后强刺激	
10：00	起床活动	

“总攻”治疗时机选择：在绞痛发作时，如身体条件允许，即可因势利导总攻治疗，促使结石排出。结石绞痛缓解期，也可进行总攻治疗。在总攻中应密切注视病人病情变化。

“总攻”治疗的疗程：一般以 6～7 次为一疗程，前后约需半个月。两个疗程间需间隔 1～2 周。

（111）**化石散**（经验方）

滑石　甘草　火硝

功用和主治：利尿消石。治泌尿道结石，肾绞痛休止期。

制服法：将上药共为细末。每服 2 克，日服 2 次，鸡内金煎水送下。

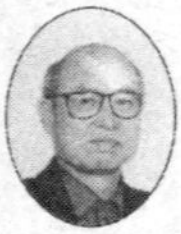

（112）**当归四逆汤**（《伤寒论》）

当归　桂枝　芍药　细辛　炙甘草　通草　大枣

功用和主治：温经散寒，养血通脉。治血虚受寒，手足厥冷，脉细欲绝者，如脉管炎、雷诺氏病及冻疮初起等。

服法：水煎服。

（113）**通脉四逆汤**（《伤寒论》）

炙甘草　生附子　干姜　葱白

功用和主治：温中回阳，活血通脉。治中寒下痢，四肢厥冷，脉微欲绝等证。

服法：水煎服。

（114）**四妙勇安汤**（经验方）

元参　当归　金银花　甘草

功用和主治：和营止痛，清热解毒。治血栓闭塞性脉管炎。

服法：水煎服。

（115）**顾步汤**（《外科真诠》）

黄芪　石斛　当归　牛膝　紫花地丁　党参　甘草　金银花　蒲公英　菊花

功用和主治：益气养阴，和营清热。治血栓闭塞性脉管炎。

（116）**甘露饮**（张洁古方）

生地　熟地　天冬　麦冬　石斛　茵陈　黄芩　枳壳　枇杷叶　甘草

功用及主治：养阴清热。主治胸中客热，齿龈肿烂，口舌生疮等不任凉药者。

用法：水煎服。

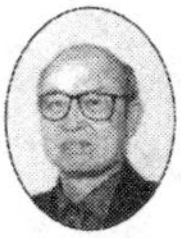

（117）**理中丸（汤）**（《伤寒论》）

人参　白术　炙甘草　干姜

功用和主治：温中祛寒，补益脾胃。治脾胃虚寒证之腹痛、腹泄、呕吐、口疮等证。

服法：水煎服，或服成药。

（118）**黄芪桂枝五物汤**（《金匮要略》）

黄芪　芍药　桂枝　生姜　大枣

功用和主治：补气血，调营卫。治血痹证，症见肌肤麻木不仁，脉微涩者。

服法：水煎服。

（119）**独活汤**（《医学心悟》）

独活　桑寄生　防风　秦艽　威灵仙　牛膝　茯苓　桂心　细辛　甘草　当归　狗脊　生姜

功效及主治：补肾壮腰，祛风散寒。治肾虚，兼受风寒气。

用法：水煎服。

（120）**立安丸**（经验方）见《中医临证备要》

牛膝　杜仲　补骨脂　黄柏　小茴香

功用及主治：补肝肾，壮筋骨。主治足跟痛。

制法及用法：共研细末，炼蜜为丸，每丸 9 克，每服一丸，日服三次。亦可改为汤剂煎服。

（121）**骨质增生丸**（经验方）

熟地黄　鸡血藤　骨碎补　肉苁蓉　鹿衔草　淫羊藿　莱菔子

功用及主治：补肾养血，舒筋壮骨。治骨质增生症如肥大性脊柱炎、颈椎病、骨刺、足跟痛等。

制法及用法：共研细末，炼蜜为丸，每丸9克。每服一二丸，日服一二次。

（122）**加味羊肾丸**（经验方）

党参 山萸肉 锁阳 巴戟天 菟丝子 仙茅 仙灵脾 生苡仁 沙苑子 阳起石 枸杞子

功用和主治：壮阳益阴。主治阳痿，不孕等证。

制服法：用羊睾丸二只焙干，与上药共研细末，炼蜜为丸。每服9克，日服三次。

（123）**神应养真丹**（《外科正宗》）

当归 川芎 白芍 天麻 羌活 熟地 木瓜 菟丝子各等分

功用及主治：养血疏风。主治风寒湿邪袭于三阳部分，以致血脉不能荣养肌肤，眉发脱落，使皮肤光亮者。

制用法：上药为细末，入地黄膏加蜜；丸如梧桐子大，每服百丸，空心温酒，盐汤送下。或可改水煎服。

（124）**首乌生发丸**（自拟经验方）

何首乌 黑芝麻 菟丝子 当归 川芎 赤白芍 熟地 丹参 羌活 桑枝 菊花

功用及主治：滋阴养血，疏风生发。主治精血亏损的斑秃。

制法及用法：上药共为细末，炼蜜为丸，每丸9克，日服三次，每次一丸。

（125）**海艾汤**（《外科正宗》）

海艾 菊花 薄荷 防风 藁本 藿香 甘松 蔓荆子 荆芥穗

功效及主治：疏风清热，活络生发。主治油风血虚风热

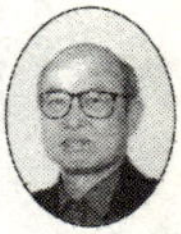

所致，皮肤光亮，眉发脱落者。

制法及用法：用水五六碗，同药煎数滚，先将热气熏面，候汤温蘸洗患处。每剂药可连用三四次。注：海艾即艾，产于浙江鄞县。

(126) **滋肾丸**（李杲方）

盐黄柏　盐知母　上肉桂

功用及主治：滋肾清热，化气通关。治下焦血热之癃闭。

制法及服法：共研细末，炼蜜为丸，每服 9 克，日服三次。

(127) **济生肾气丸**（《济生方》）

熟地　山茱萸　山药　茯苓　泽泻　丹皮　附子　肉桂　牛膝　车前子

功用及主治：温补肾阳，化气行水。主治命门火衰之肿胀、癃闭等证。

制服法：将上药共为细末，以面粉糊丸。每服 10 克，日服二三次。

(128) **上中下通用痛风汤**（朱丹溪）

黄柏酒炒　苍术（泔洗）　南星（姜制）　神曲炒　川芎　桃仁去皮尖捣　龙胆草　防己　白芷　羌活　威灵仙（酒拌）　桂枝　红花

功用和主治：祛风清热，活血燥湿。通治痛风之因于寒、湿、热、痰及血瘀者。亦可用于结节性红斑。

制服法：水煎服。

(129) **荆防败毒散**（《医宗金鉴》）

荆芥　防风　柴胡　前胡　羌活　独活　枳壳　炒桔梗

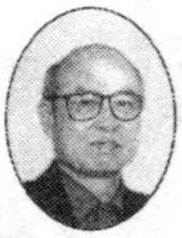

茯苓　川芎　甘草　人参　生姜或薄荷

功用和主治：解表达邪。治疮疡兼见风寒表证者。

用法：水煎服。

(130) **萆薢渗湿汤**（《疡科心得集》）

萆薢　薏苡仁　黄柏　赤苓　丹皮　泽泻　滑石　通草

功用和主治：清利湿热。治脚丫破烂，下肢丹毒及湿疹等。

用法：水煎服。

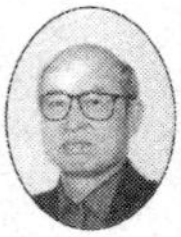

寄语中医之传承发展与创新

（代跋）

山西中医学院　赵尚华

《中医外科心得集》、《中医外科外治法》和《中医外科类聚方》是我不同历史时期针对中医外科一学所完成的代表性著作。上述三部著作的出版有的距今已有20多年，虽然市面上已难以购置了，但仍然有热心的读者通过不同的途径问询笔者是否还有余书可供参阅。这说明一个问题，就是上述书著不但可以解决关乎中医外科学临床、教学工作中的一些实际问题，它们更触及了一些关乎中医外科学，或者延伸一些可以说是关乎中医学长远发展的理论性问题。今天，更多的人把注意力放在中医中药如何更好地传承、发展和创新这个永恒的话题上来，当然解决之道非止一途。借着学苑出版社拟重印笔者以上三书的机会，我希望通过对我个人学医、从医经历的回溯和总结为大家提供一种现实可行的思路，文中也多多少少言及上述三书的创作背景，因之以此代跋以飨读者。

赵尚华（1943年8月13日～），山西省原平市（崞县）南阳店人。1969年毕业于北京中医学院（现北京中医药大学）中医系，中国共产党党员。原山西中医学院外科教研室主任、教授、主任医师。兼中华中医药学会外科学会副主任委员，中华中医药学会中医外治学会副主任委员，《中医外治杂志》主编。1958年在范亭中学期间参加校医室勤工俭

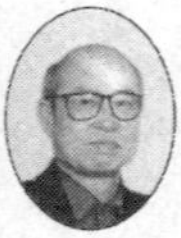

学，学习医护技术，1963 年考入北京中医学院（现北京中医药大学）学习，1980 年参加上海中医学院（现上海中医药大学）主办的全国首届中医外科师资进修班结业，有缘学习了全国外科各大名医之长。1983 年参加山西中医学院筹备领导组工作。1984 年以来兼职从事学会工作，1985 年与著名中医专家朱仁康等倡议建立全国中医外科分会，并出任委员。这些年来屡次为省政府提出建议，对促进山西中医学院的建立和健康发展做了大量的工作。1989 年调山西中医学院工作。

1992 年曾应马来西亚中医学院邀请赴马讲学 3 个月，1994 年得以代表山西中医药学会与马来西亚柔佛州中医师公会结成友好学会，开展双方之间的学术交流，推动山西中医事业向世界发展。1998 年受香港、泰国国际传统医学研究会邀请参加了在新加坡等地召开的“跨世纪医学新进展论坛暨世界名医颁奖大会”，发表了《中医治疗血栓闭塞性脉管炎电脑诊疗程序研制报告》，获得广泛好评。

我长期从事中医外科学的教学、临床和科研工作，特别对周围血管病、乳房病和部分肿瘤的中医治疗有独到经验。1994 年主持的“中医治疗血栓闭塞性脉管炎的临床研究”获山西省科技进步三等奖；1995 年参与研制的“骨刺停贴膏”获山西省优秀新产品二等奖；1999 年研制成功“腧穴治疗仪”已获得国家发明专利；“逍遥蒌贝散治疗乳腺增生病的临床研究和实验研究”，经省科委组织专家鉴定，认为该研究已处于国际先进水平。2004 年其研究课题“逍遥蒌贝胶囊治疗乳腺增生病的临床研究和实验研究”获山西省科技进步三等奖。

主要著述有《中医外科心得集》、《乳房病》、《中医外科

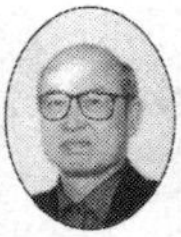

外治法》、《中医外科类聚方》、《中医外科学》（光明日报出版社）、《中医皮肤病学》（科学出版社）、《中国百年百名中医临床家丛书·张子琳》（中国中医药出版社）、《21 世纪课程教材·中医外科学》（人民卫生出版社）等 40 余种，其中 6 部荣获国家和省级优秀科技著作奖。《中医外科外治法》、《中医外科类聚方》填补了中医外科长期以来缺乏相关专著的空白。《中医皮肤病学》是中医本科成人教育中的第一本正式教材。拟创的逍遥蒌贝散药方被全国数种高校教材《中医外科学》选为治疗乳腺增生病的主方；拟创的阳和通脉汤、椒艾洗药等方剂被大型工具书《实用中医外科大辞典》、《当代中药外治临床大全》等反复使用，广为推崇。发表论文约 50 余篇。2004 年经世界教科文卫组织专家学术委员会确定，正式成为“世界教科文卫组织专家成员”。2008 年被推选为第四批全国老中医药专家学术经验继承工作指导老师。

忠义传家少立志　范亭启蒙始涉医

在我六岁时中华人民共和国成立。从长辈们艰难的生活经历中，我渐渐了解了旧中国积贫积弱的历史；从革命先烈大无畏的英雄事迹中，我深深地体会到新中国的来之不易。身居农村，我曾深刻地体会到广大农民缺衣少食，医药无着的苦衷。艰苦的环境让我学会了独立地观察和思考，不论是对自然还是社会。我很小的时候就对农业非常着迷，锄地、打草、收割、起麦……也是我少年时代的必修之课。我看到一粒小小的种子，经过四季，就能化身百千；若遇风调雨顺，一亩三分地就能养活一家人。我曾设想自己将来当一名

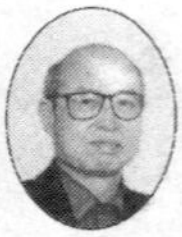

农业学家，让地里的庄稼年年丰收，亲人们不再为生存而犯难。

我记得街门正对的墙内高高的嵌石上有“一善”二字。现在已无法考证这两个字是谁刻上去的，但相传很久，“忠义”就是我们家的堂号。老人们的教诲也使我从小有一颗正直、正义、友善之心。剔除其中封建意义上的愚忠愚孝，忠义传家有其积极向上的意义。不畏权势，同情弱小，敢和不良势力较量，是我骨子里带来的性格。

我的父亲操劳一生，晚年病患缠身，在我小学毕业时他患上肺脓疡，终因医疗条件所限，离开了人世。父亲的病故，孩子的长大，让这个农村的家庭承受了更大的苦难。那样的家境现状，更促使我立志学医，小则治病救人，解除亲人疾苦，大则普济天下黎庶，有益社会健康。我更要感谢我的母亲，她是一位普通的农村妇女，却是那个时代难得的开明之人。虽然她没有文化，但却懂得培养子女的重要性。在家境最为困难的时候，她做出一个重大的决定，卖掉了房子和稍值钱的东西供我读书，这才使我艰难地完成了学业。我有幸能够在村中的小学打下最基本的文字基础。1957 年我升到范亭中学去读书，一读就是六年。

位于巍巍天涯山下，滔滔滹沱河畔的范亭中学创建于 1946 年，是以著名抗日爱国将领续范亭（1893～1947）的名字命名的。续范亭就是崞县西社村人。1931 年“九一八”事变后，续范亭反对对日妥协，呼吁抗日。1935 年，续范亭在南京拜谒中山陵时悲愤地写下《哭陵》一诗——“赤膊条条任去留，丈夫于世何所求？窃恐民气摧残尽，愿把身躯易自由”。并在中山陵前剖腹自戕，要求抗日。续范亭的这

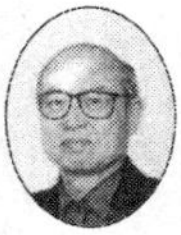

种爱国热情，激励着每一位范亭学子的学习热情。

范亭中学的启蒙老师为我树立的人格典范让我终生受益。当时的安裕老师既是我的生物老师，又是我的班主任。他不断改进教学方法，开展讨论课，对生物进化论的讲解深入浅出，我们基本上可以做到当堂消化授课内容。他老当益壮，每日坚持长跑、打球，锻炼身体，在我幼小的心灵中留下了坚持不懈、顽强拼搏的印象，使我终生受益无穷。

他们对于我的期许让我进一步坚定了自己的求学步伐。而入学之初的偶然机遇，更让我早早接触了向往的医学事业。我就读范中的时代，正值 1957 年、1958 年的教学改革。我毫不犹豫地报名参加了校医室的医疗服务。这虽然只是一项课外活动，但对我来说却是一项神圣的事业。就是在那时，我掌握了注射、包扎、换药等一般技能，还在校医的指导下学习并参与了部分常见病的处治实践。

修道定当尊益友　成身谁不畏严师

在 20 世纪 60 年代的农村，能够考上大学是十里八乡的大事。但是我做到了，那个时代的学子克服了国家最为难过的一段时期。1960 年到 1963 年，是持续三年的自然灾害。多数学生都因饥饿、营养不良而浮肿。我高考那一天，当时的副校长贾治高先生（1896～1965）在入考场前临时把他的手表借给我用。我至今还觉得，如果不是他借我手表，我可以做题做得更从容，当时许是紧张，把时间看错了，结果提前 30 分钟做完了考题。多年以后回想仅是逸事一桩，但当时老师对于学生最为朴素的关爱令人难忘。

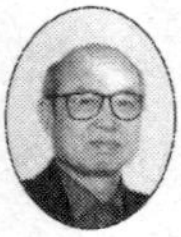

1963年的秋天，我带着滹沱河泥土的气息，从范亭中学考入了北京中医学院，开始了艰难跋涉的医学生涯。

在北京的7年时间里，我系统地学完了中医学的各门课程，并深得刘渡舟、宋孝志、印会河、祝谌予、席与民、王绵之等老一辈医家的言传身教。

我认为医生的本领归根结底要从患者身上得到检验。为了锻炼自己实际动手操作的能力，上学期间，我就主动到东直门医院操作技术最为繁难的外伤科病房跟师实习，把病房当作求知的第二课堂。把老中医、老教授行医的方法一点一滴都记在心里，运用于临床实践，由此打下了扎实功底。在此期间我结识了外科名医施汉章教授。施老治学严谨，临床用药简洁，待病人严肃和蔼、一视同仁，疗效独特，但从不张扬。施老兢兢业业、默默献身的精神感染了我，看到痛苦呻吟的患者经正确救治之后又可重新走上工作岗位，我暗暗立下主攻外科的志向。

寒暑更叠，转眼7年，国家正处在“文革”时期，此时我学业初成，根据国家的分配回到生我养我的故乡，为家乡人民治病。

1975年，我调到山西省中医研究所工作，这时我已经初步掌握了外科常见病、多发病的中西医两法的诊断、治疗。之后，我又在病房对周围血管病（脉管炎、静脉炎）和胆石症、尿石症开始了重点观察、临床研究。在此期间向刘治太、包光寿等老先生学习，他们严格的辨证施治，灵活的配伍用药，给我留下了深刻的印象。张子琳老先生有着严谨的治学作风，每治一病，都仔细记录医案，用药平正轻淡，取效甚佳，随张老侍诊使我养成了每诊一病均留病历的习

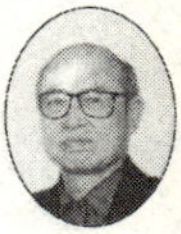

惯。1980 年，山西人民出版社出版了我和张老之子俊卿同志共同整理的《张子琳医疗经验选辑》一书，受到广泛好评，45000 册书很快销售一空。上海中医学院院长黄文东教授主编《著名中医学家的学术经验》一书时，特邀我编写张子琳学术经验部分。

山西地处高原，在群山环抱之间，正像她地下蕴藏着极为丰富的资源一样，我省的中医学术源远流长，名贤辈出。要做学问，必须勤学好问，处处都有良师益友。在山西省中医研究所版本目录学家李茂如先生的指导和影响下，我搜集齐备了上自先秦战国下至明清之际几乎所有现存的中医外科古籍文献，营造了深入研究挖掘的客观环境。贾得道所长对于如何把辩证唯物论应用于中医学术研究中有着独到的见解和成功的经验，多次的促膝交谈和深入的学术交流，对我启发极大。我对疾病中的抗邪反应与病理改变的分析便是既用中医理论的“虚虚实实”之戒，也融入了辨证法的观点。山西大学数学系教授潘政先生对于模糊数学有着渊博的学识，在一次偶然的机会中，我见到了他的一部书稿，发现模糊数学的很多原理与中医辨证施治的思路十分接近。于是通过刻苦自学掌握了模糊数学的基本理论。如普通集合及其运算、隶属原则、择近原则、聚类分析、综合评判等等，并将这些数学原理应用到中医学的经验整理中，对血栓闭塞性脉管炎、血栓性静脉炎、乳腺炎等病，与山大的同道共同研制成功各自的电脑诊疗数学模型，进而制成中医治疗这三种病变的电脑诊疗决策选择系统，使中医在疾病诊断的客观化、定量化，治疗的规范化方面，找到了一条途径。而干祖望、马绍尧等老师与同行与我的交往更是学术上相互砥砺的良师益

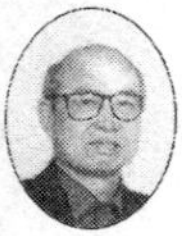

友。他们给予我的支持与合作均让我受益无穷。

从普通学生到一方良医，我一直未敢忘记自己老师的教诲，古人云“受人点水之恩，必当涌泉相报”，更何况是传道、授业、解惑的老师。张子琳先生（1894～1983）是我的老师，其医德医技对我影响至深，1978 年 12 月我与张子琳之子张俊卿先生合撰整理的《张子琳医疗经验选集》一书出版，得到了老师的赞许和首肯；张赞臣先生（1904～1993）是我专门登门拜访求教过的外科老师，我在《山西中医》1998 年第 14 卷第 6 期上发表了《红烛燃尽，光芒永存——深切怀念张赞臣教授》一文以示纪念；刘渡舟先生（1917～2001）是我的伤寒老师，我在《山西中医》2003 年第 19 卷第 3 期上发表了《与刘渡舟老师交往二三事》以示纪念；顾伯华先生（1916～1993）是我在上海中医学院进修外科的班主任和主讲老师，我在《山西中医》2004 年第 20 卷第 6 期上发表了《怀念顾伯华老师》一文以示纪念；贾得道先生（1916～2004）是我的顶头上司和老师，贾老一生皆是以辩证唯物主义、历史唯物主义为指导研究中国医学史和中医基本理论的。贾老过世后，纪念性的文章很少能将这一点说透。读一读其《认识中医、理解中医、研究中医必须过五关斩六将》之遗稿，便能体会到这一点，我也打算方便时撰文纪念。

1983 年，我的一篇论文发表之后，收到江西高安县祥符乡医院钟长庆医师的一封信，商榷有关五善七恶学说的一些问题。我如实地将我的看法以及手头的资料寄给他。之后将近 20 年里，我们一直互通书信，交流学术，切磋看法，共同编写了《中医外科外治法》、《中医外科类聚方》等书

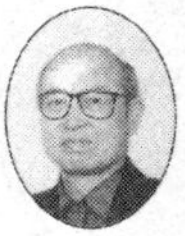

籍，还共同完成了多篇论文。他虽是一位基层医师，但学识功底相当深厚，为人正派，虽然至今未曾谋面，却是心心相印的知己，他给我的教益甚多。

我认为个人的努力固然重要，但绝不能忽视与同行、与其他专业师友的相互切磋与合作。正所谓“修道定当尊益友，成身谁不畏严师”。

外科耕耘路漫漫　理法方药从头勘

经过多年的中医外科教学和临床实践，我越来越感到外科的理论研究比较薄弱，中医外科总论尚难形成完整的体系。我在勤求古训、博采众长的基础上于 20 世纪 80 年代初首次明确提出外科疾病的病因学说。外因以火毒为主，内因以气滞血瘀偏多的观点。我认为外科疾病的基本病证有外痈、内痈和皮肤病三大类型，通过对这 3 类基本病证的 12 个基本症状的层层分析，演绎出了三者的病机特点。又通过对基本病证病机的综合从而归纳出了整个外科疾病的基本病机为阴阳失调。这样，许多纷繁芜杂的现象开始由原来的飘浮不定变得有章可循了。外科疾患中的成千上百种症状表现和病理转归可以十分吻合地归属于阴阳的偏盛、偏衰、相损、相离、转化中去。理论得到充实的同时，实践得到了升华。这些内容 1981 年以论文形式发表在《上海中医药杂志》，1987 年被人民卫生出版社出版的《高等中医院校教学参考丛书·中医外科学》引用。上述思辨过程在逻辑上是合理的，多年以后回顾这个过程，认识到这也是学习和运用唯物辩证法的结果。

在临证实践中，外科医生往往只重视局部辨证而忽略整

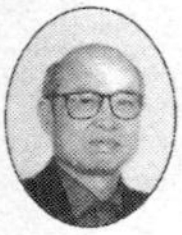

体观在外科诊疗中的作用。事实上宋代《太平圣惠方》中即已提到的五善七恶之辨，正是根据全身症状判断疮疡预后的重要手段之一。我认为“五善七恶”的善恶均是针对疮疡的病理过程相对而言的。所谓善候，亦非正常的生理状态，只是痈疽的发展中没有引起脏腑病变和全身症状；所谓恶候，大致反映两类情况，一是正气不足，阴液受伤，毒邪鸱张，内侵五脏，引起了一系列的全身症状；二是疮疡有严重并发症，如消渴病、胃肠道霉菌感染和严重的全身感染。因此，我在临床上十分重视有意识地把全身症状的五善七恶与疮疡局部症状的顺逆吉凶结合起来，以求准确全面地把握病机，辨证施治，判断预后。

外科治疗的特点就是在整体观的指导下，重视外治法的应用。外治法对方剂选药、配伍、炮制及制备更有其具体要求。例如外用方药中往往有意选气味俱厚、药力峻猛之药入方，还有意选用“相反”、“相畏”的药物，取相反相成之功，以增强疗效。自宋元以来外科医家根据外科疾患的不同阶段的临床表现，将外科病变划分为三期：即初期（肿疡期）、中期（脓疡期）、后期（溃疡期），逐步总结出内治三大法则为消法、托法、补法。但外治法尚缺乏相应的理论归纳，我结合临床实践在 1983 年出版的《中医外科心得集》中即已总结出了外科外治的三大法则为箍围消散法、透脓祛腐法、生肌收口法，简称为外治消、腐、收三法。1989 年与钟长庆合作出版的《中医外科外治法》中又进一步丰富发展为中医外科外治五法十剂。该书不仅所选治法方药实用有效，而且理论阐述较为深入，突出了中医理论的系统性和完整性，更集中显示了中医外科外治法的特色。合理地遵循该

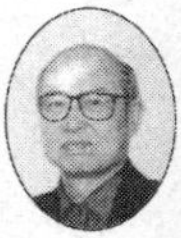

书提出的辨证用药原则、内外合治原则、消腐收原则，就能使外治法发挥更好的疗效。正由于以上的学术见解，1988年光明中医函授大学特聘请我编写了光明函大的《中医外科学》教材，在白永波、干祖望、施汉章等名家的指导下，进一步修改审定，使这些学术理论得以在更大范围内推广。

1992年出版的《中医外科类聚方》是前述外科理法在方药上的体现和具体化。该书“总论”部分简明扼要地阐述了外科方剂与治法的关系，外科方剂的组成与变化，外科方剂的剂型，外科方药的制备技术以及应用原则和方法等。“各论”分上下两编，用以法统方的方法选解了古今外科医方约360首。本书赋予这360首外科方剂以活的灵魂，使方剂学不再是简单分类下的积累而成为理法的体现者，它丰富了中医方剂学的内涵，是对传统中医方剂学编排理念的一次扬弃，使传统的中医方剂学在外科领域出现了质的飞跃。刘渡舟教授称赞曰：“本书在外治法选出箍围消散、透脓祛腐、生肌收口等有效方剂，在内治法中，作者结合自己的经验，选出消、托、补三大要素，奠定了外科内治之正宗。外科方剂美不胜收，作者提纲挈领、分门别类加以阐述，实为近世外科方剂学划时代的巨著”。经过锲而不舍的努力，最终对中医外科学的理法方药有了较为系统的认识。

在谈到我在中医外科学理论、实践上有所创新之时，我可以把自己的诀窍毫无保留地告诉大家。那就是要懂一点哲学，曾几何时中医理论中的阴阳五行被视为封建糟粕加以批判，而所谓的“医哲不分”也成为中医不科学的诟病之源。我可以非常明白地告诉年青的学子，我之所以能够在中医外科学理论建构中提出并贯穿了阴阳学说的精神；在中医外科

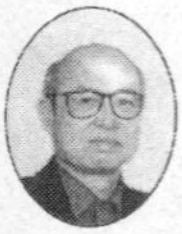

疾病辨证辨病方面，提出分期与分型相结合的普遍原则；在中医外科外治法上提出与传统内治法相统一的消腐收三原则；正是得益于自己在哲学问题上的不断思考。

我在2006年1月出版的《医易通论》一书中对中医学发展的规律进行了如下的表达：

中医学以最先进的哲学思想作为思维方法的基础，以提高临床疗效为目标，在临床实践中不断战胜危害人类生存，危害人类健康的疾病，每总结出一个辨证论治的科学方法，就能战胜一类新的疾病，就是对这一类疾病的本质的认识和揭示。具体发展过程是在周易的哲学理论指导下，应用天人合一，阴阳五行，脏象理论、辨证思维，确立了养生、医疗、康复等等的辨证论治的方法。《内经》理论的确立，《伤寒论》的成书，金元四大家对杂病学说的深入发展、温病学的形成，这就是中医学发展的主要标志性成就。

有人担心中医学的消亡。我认为花开自有花落时，不必担忧。如果人类消亡了，人类离开地球了，中医也要灭亡的。

那么今日中医发展前景何在呢？中医当前首要任务是尽快攻克癌症，解决癌症对人类的威胁，认识癌症的发生发展的规律，探求癌症的辨证论治的方法和规律。如果能实现这一目的。自然就能站在医学发展前沿，就能生存，就能向更广阔的空间发展。中医学在发展、疾病亦在变化，中医学只有在不断认识新的病种，治疗新的病种中前进。中医前景将是无限美好的。

这种不同于当下某些悲观消极观点的提出，正是基于我对中医学学术本身及其发展规律的哲学思考。我坚信我的观点没有错，这种自信源于哲学的力量。因此，劝诫当今学

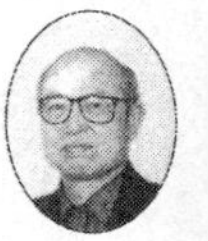

子，在尚未全面了解中医学说博大精深的内涵之前，先不要草率地以“医哲不分”为理由去挡住深入研究的一条捷径。

纸上得来终觉浅　绝知此事要躬行

医学的最终目的是治病救人，而中医学更是一门实践科学。要深刻领会祖国医学的精神实质，读书和临床是两个不可或缺的手段，中医强调“悟性”，而“悟性”的高低取决于二者功夫的深浅。所以，不论在以教学为主的时候，还是以科研为主的时候，还是有其他任务的时候，我始终坚持临床看病，近 40 年来从未间断。我刚到中医研究所工作时，不论门诊，还是病房，最初看得最多的病种便是脉管炎。起初是用古方去治病，进而求教于上级医师、求教于参考书籍，大约观察了 100 例病例后，逐步掌握了本病的基本规律，特别是 1985 年参加全国外科学会血管病专业委员会的学术交流活动以后，广泛吸收各家的优点，集思广益，尔后由博返约，自拟阳和通脉汤、逐瘀通脉汤、解毒通脉汤、顾步复脉汤治疗本病不同发展阶段的 4 种证候。通过 220 例的临床总结，达到临床治愈率 69.8%，有效率 95.1%的国内领先水平。我们的科研鉴定消息经新华社播发后，全国的患者求治不绝。该成果亦在全国血管病专业委员会的学术交流会上多次交流。1993 年，我参加了我国第一部《中医血管外科学》的编写；1994 年又将本治法编入全国性协编教材《中医外科学》，使之在全国范围内得到了推广。

在实践中学习，还要重视学习民间验的验方验法。我国特别是我省民间蕴藏着极为丰富的中医药知识和经验。故乡

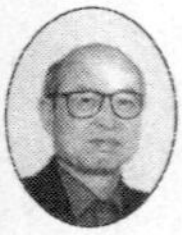

的一位老先生善用风药治疗疮疡，取效迅速，甚至常用辛温发散之品，这一点对我颇有启发，而后试之临床，也屡用屡效。后来反复验证，终于成了疏风清解汤，主治上焦风热所致之疮疡如发际疮等，缠绵难消者尤宜。治疗乳腺增生的逍遥蒌贝散的拟创也是一个在实践中学习的例证。我初出校门刚参加工作不久，一位和善的老领导在平常谈话时提及他有一张专治瘰疬的验方，乃某医为其子治病时所留，但他甚珍惜而秘藏，从不示人。数年之后，他慎重地示方给我，我一看原来是逍遥散合瓜蒌贝母散，药性平和，方药简明。我反怀疑它是否能治“淋巴结核”了。几年里反复治疗了数个儿童，往往奏效如桴鼓相应，使我深刻领会到中医将瘰疬辨证为气滞痰凝并非空言。疏肝理气、化痰散结，在这个证候中就解决了结核杆菌所致的疾病。联想到乳腺增生症，病位在厥阴肝经，病机为气滞痰凝，且多兼月经先期、烦躁易怒等热象，这难道不是逍遥蒌贝散的主治证吗？遂将此方用之于乳腺增生症，疗效卓著，于是收入我写的《中医外科心得集》中，1985 年被全国统编教材《中医外科学》选为治疗乳腺增生症的主方。贵州有位学者做了逍遥蒌贝散治疗乳腺增生病的临床观察，有效率高达 90％以上。此方实践成功之后，我对仲景《伤寒论》和《金匮要略》主要篇章均标以“病脉证并治”的字样更有体会，从而悟出临床首先认病辨证而后处方用药的原则。病证辨得准确，才能胸有定法，处方不乱，效如桴鼓相应。

对于疑难病症，我广泛搜集古今医学典籍、杂志报纸的记载报道，并反复临床验证。诸如 1977 年 1 月，我曾治愈新疆乌恰县巴斯巴依（男，49 岁）的慢性胆囊炎、胆石症

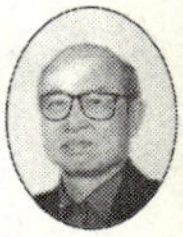

一案，采用了贵州遵义提出的“总攻”疗法，共排出结石49粒。（见《中医外科心得集》P121～122；光明日报出版社《中医外科学》P252～253转引）；再如对于癌症的治疗，发现夏少农教授益气养阴攻毒法是对多种肿瘤有效的治法，如甲状腺腺瘤、血管瘤等用之皆验；用补气健脾清热利湿法治宫颈癌有独特的效果，存活10年以上者屡见不鲜；用益气止血清热攻毒内外并治法对直肠癌治验者亦有数例。例如1981年11月我曾治疗刘某某（女，36岁）的空洞型子宫颈癌1例，所用之法即益气养血、清热利湿，获得了临床治愈的良好效果。2000年3月此人又因胆石症来诊，知其已存活18年。此案我的学生张双双已整理成《宫颈癌治验举隅》一文，待发表。2006年1月，我曾治疗王某（女，82岁）的乳腺癌1例，用调理冲任，攻毒散结之法获效。其验案由陈亚丽同学整理，以《乳腺癌治验举隅》为名发表于2007年6月《长春中医药大学学报》第23卷增刊的45、68页。需要指出的是，我多年临床实践摸索研制的肿瘤专科用药——龙宫莲胶囊对肺癌、食道癌、乳腺癌、直肠癌等的辅助治疗均有效。

事实上，他人的经验，只能借鉴，不能照搬，只有把别人的经验融入自己的辨证思路中，并且不断地与古人、与时贤的经验相互对比参研，才能发现问题、解决问题，取得实实在在的进步。

回顾近40余年来的医学生涯，我感触较深的是做学问要处理好博和约的关系。首先要以广博为基础，这样视野方能开阔；进一步由博而返约，再作深入的研究探索，并有所创新，只有精神、精力专注于一点才容易有所突破。愿以清

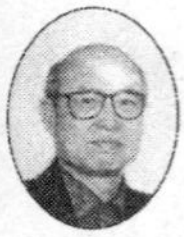

代学者张金吾“广以观万，约以守一”之语与大家共勉。

天道酬勤知甘苦　实至名归淡荣辱

1990年11月30日的《山西日报》第2版上有赵命柱先生的署名文章《为振兴“国宝”奋战的人——记省中医学院中医外科赵尚华大夫》一文发表。其中有一段话记述道：“尚华有一股不达目的不罢休的顽强学习精神，就是出差开会，他都要挤出时间钻研中医学理论。一九八零年在上海中医学院受卫生部委托举办的首届全国中医学院中医外科高等师资进修班学习期间，他利用该校博大的图书馆，浏览了中医外科的基本书籍，约计二百余种，几千万字。尚华在这一阶段边教学，边写作，整理了我省名老中医张子琳的医疗经验，一九八零年山西人民出版社出版后，受到全国中医工作者的青睐，四万五千册书很快销售一空。上海中医学院院长黄文东教授主编《著名中医学家的学术经验》一书时，专门邀请尚华参与编写，之后在十年来，出版医学著作《中医外科心得集》、《乳房病》、《中医外科学》、《中医外科外治法》等十二种，发表论文数十篇。成了全国小有影响的中年学者。尚华在中医外科理论研究和临床治疗方面多有建树，他创造的逍遥蒌贝散药方被一九八六年出版的全国高等医学院校教材《中医外科学》选为治疗乳腺增生病的主方。他一九八一年在上海中医杂志上发表的一篇学术论文《阴阳学说在中医外科临床的运用》为一九八七年人民卫生出版社出版的《高等中医院校教学参考丛书·中医外科学》大段引用。他整理的张子琳治疗牙痛的病案被一九八五年出版的全国高等

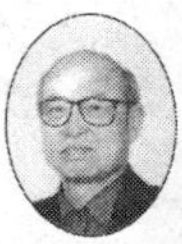

医药院校教材《中医耳鼻喉科学》全文选用。他所纂写的《中医外科心得集》对中医外科病因病机的论述，对‘五善七恶’的讨论，对外治法的分类以及编写体例均有创新，得到全国中医外科界的关注，一九八八年光明日报出版社邀请赵在此基础上修改，充实出版了高等函授教材《中医外科学》。一九八九年出版的《中医外科外治法》，专家们称‘填补了中医外治法长期以来缺乏专著的空白。’该书将丰富多彩的外治法，分为五类，提出辨证用药，内外合治，消腐收三原则，促进了外治法的发展，被国内著名中医学家称为‘一个创举’，‘对于促进中医外科学的发展具有重大的现实意义’。”上述评价所涉深度和广度均无法与18年后的今日相比，但有一点是不变的，那就是我从不止息的学习、实践和探索精神。

2004年3月13日《新华每日电讯·两会特刊》第8版《奋进中的山西中医药事业》一文中着重指出“赵尚华潜心中医外科学建树颇多：山西中医学院赵尚华教授在中医外科方剂学、中医外科外治法等方面独树一帜。他领衔主编的《21世纪课程教材·中医外科学》已成为新一版全国高等中医药院校统编教材。”虽然仅仅是一段言语平平的记述，但能置于山西中医药事业的发展大背景下加以介绍是对我的一种肯定和鼓励，然而我早已把这些事情看淡了。遥想六、七年前编撰其书时多少人汲汲争取而未得，我并未要求去写此书而功成。当然协调合撰其书所花费的时间、精力也是巨大的，现在想起来甚觉欣慰，因为辛勤的工作不仅为山西中医工作者破天荒地争取到山西中医发展事业上主编全国教材的第一，更为重要的是此书在使用过程中得到越来越多学生与

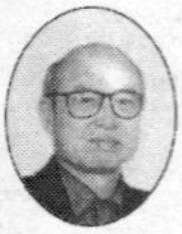

同行的肯定，至今其书已再印 8 次，取得了良好的社会效益。能真正为中医事业、为莘莘学子、为广大患者做些事情足慰我心。

我之所以能够取得这些成绩，离不开我的妻子段全枝女士的默默支持与奉献。她曾是太原五中的语文老师，兼图书馆馆长。她不但照料我的生活起居，在电脑尚未普及的年代还为我誊清医著手稿。她的善良和博爱，春风沐雨般地感化着她身边的亲人、学生……

天下兴亡布衣责　盛世学优不为仕

《论语·子张》中记载："子夏曰：'仕而优则学，学而优则仕。'"；顾炎武在《日知录·正始》中说："保天下者，匹夫之贱，与有责焉耳矣。"笔者更倾向于认同顾炎武的说法，即为布衣亦当有振兴天下之责，而不一定要出官任职。盛世之时尤毋须如此。但是不为官，并不是放弃身上的责任的借口。我非常庆幸自己在关乎山西中医发展事业的几个关键时刻挺身而出，勇敢地承担起历史赋予的使命。

1985 年中华全国中医学会第二次会员代表大会在北京举行，此时全国的外科贤达相聚一堂。为了促进中医外科事业的发展，我与其他专家一并提出组建中医外科分会的倡议。朱仁康、顾伯华等老前辈随即责令王沛老师和我尽快起草申请，我在仓促之间执笔草成申请书。不料此稿得到全国中医学会领导的重视，诸事进行得颇为顺利，成立中医外科学会的申请书竟然很快得到批准。

上个世纪 90 年代初，有人提议山西中医学院合并入山

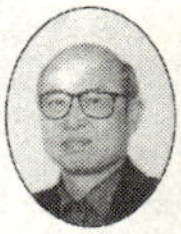

西医学院。这种院校合并是有其强强联合，资源互补的时代积极意义的，但这种合并仅适用于学科分化程度相似的理工院校，并不适合于正处于蓬勃发展时期，但教学、科研力量尚不足与西医抗衡的中医院校。我个人认为草率合并弊大于利，于是在最短的时间内上书省市相关职能机构，要求慎重考虑合并事宜。上述谏言行动中，我完全没有考虑到自己的得失，完全从学术角度去考虑问题。出人意料的是，以一介平民为主执笔而成的上书，最终得到了省、市相关部门的重视，从而最终为我省的中医药事业赢得了宝贵的发展空间。

我 1992 年曾应马来西亚中医学院邀请赴马讲学 3 个月，在讲学的同时也进行医疗活动，同时指导当地学生临床实践。1993 年第 4 期《山西中医·中医在国外》发表了马来西亚医生陈月清整理的“赵尚华医案 2 则”。1994 年本人代表山西中医药学会与马来西亚柔佛州中医师公会结成友好学会。在类似此种涉外学术活动中，我以普通科技工作者的身份，完成了自己应当完成的事业。

上述小到学术协会、大到长远发展、远至异域南洋诸事，我仅以一腔正气、一己之力促成之，看似有些不可思议。其实正说明了两点，第一、国家正处在不断上升、发展的良好环境之下；第二、广大学子，应当安心学问，只有当你的学识达到一定程度时，才会产生合理而自然的建议。当这种合理的建议得到国家和社会的正面响应之时，正是你步入成功之时，所谓“审时度势着情，正义顺理自成”。所以对于当今的年青学子来说，“看淡名利干大事”也是我送给大家的一句话。

（贾预、赵怀舟、王小芸整理）